人体经络穴位
使用详解
（第 2 版）

睢明河　　包艳燕　编著

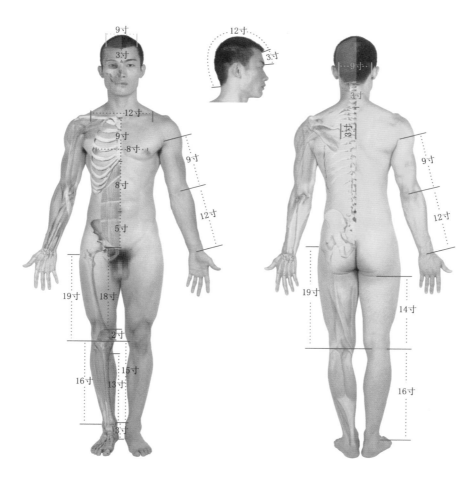

中国中医药出版社
·北　京·

图书在版编目（CIP）数据

人体经络穴位使用详解 / 睢明河，包艳燕编著 . —2 版 . —北京：中国中医药出版社，2019.9（2024.11重印）
ISBN 978-7-5132-5619-3

Ⅰ . ①人… Ⅱ . ①睢… ②包… Ⅲ . ①针灸疗法—穴位—图解 Ⅳ . ① R224.4

中国版本图书馆 CIP 数据核字（2019）第 121112 号

中国中医药出版社出版

北京经济技术开发区科创十三街 31 号院二区 8 号楼
邮政编码 100176
传真 010-64405721
保定市西城胶印有限公司印刷
各地新华书店经销

开本 880×1230 1/16 印张 6 字数 134 千字
2019 年 9 月第 2 版 2024 年 11 月第 4 次印刷
书号 ISBN 978－7－5132－5619－3

定价 49.80 元
网址 www.cptcm.com

服 务 热 线 010-64405510
购 书 热 线 010-89535836
维 权 打 假 010-64405753

微信服务号 zgzyycbs
微商城网址 https://kdt.im/LIdUGr
官 方 微 博 http://e.weibo.com/cptcm
天猫旗舰店网址 https://zgzyycbs.tmall.com

如有印装质量问题请与本社出版部联系（010-64405510）

目 录

一、 常见病针灸治疗取穴

病名	针灸基本治疗取穴	耳针治疗取穴
感冒	风池[59] 太阳[79] 列缺[7] 合谷[9] 大椎[70] 迎香[11]	肺 内鼻 咽喉 气管 额
咳嗽	肺俞[35] 中府[6] 列缺[7] 合谷[9] 太渊[7]	气管 肺 脾 肾 肾上腺 皮质下
哮喘	肺俞[35] 中府[6] 膻中[76] 天突[76] 定喘[79] 列缺[7] 尺泽[6] 孔最[6] 丰隆[18]	肺 气管 神门 交感 对屏尖 肾上腺 肾
胃炎	中脘[75] 足三里[18] 内关[49] 公孙[22]	脾 胃 神门 皮质下
呕吐	中脘[75] 足三里[18] 内关[49]	胃 贲门 十二指肠 肝 脾 交感
呃逆	中脘[75] 膈俞[36] 膻中[76] 足三里[18] 内关[49]	胃 耳中 食道 肝 神门
胃十二指肠溃疡	中脘[75] 足三里[18] 内关[49] 公孙[22] 脾俞[36] 胃俞[36]	脾 胃 十二指肠 神门 皮质下
胃下垂	中脘[75] 气海[75] 足三里[18] 百会[70] 脾俞[36] 胃俞[36]	脾 胃 肝 耳中
溃疡性结肠炎	天枢[17] 气海[75] 上巨虚[18] 阴陵泉[23]	大肠 小肠 皮质下 神门 肾上腺
泄泻	天枢[17] 上巨虚[18] 阴陵泉[23] 神阙[75]	大肠 小肠 脾 胃 神门
痢疾	天枢[17] 气海[75] 上巨虚[18] 合谷[9] 三阴交[22]	大肠 小肠 直肠 脾 肾 神门
便秘	天枢[17] 水道[17] 归来[17] 支沟[52] 上巨虚[18]	肺 大肠 直肠 腹 皮质下
脱肛	长强[68] 大肠俞[37] 百会[70] 承山[40]	大肠 直肠 肛门 肺脾
泌尿系感染	中极[74] 气海[75] 三阴交[22] 阴陵泉[23] 行间[64]	肾 膀胱 尿道 外生殖器 肾上腺
前列腺炎	中极[74] 关元[74] 三阴交[22] 阴陵泉[23] 秩边[40]	肾 膀胱 尿道 艇角 盆腔
阳痿	关元[74] 肾俞[36] 三阴交[22]	肾 内生殖器 外生殖器 缘中 肝 内分泌
遗精	关元[74] 志室[40] 三阴交[22]	内生殖器 内分泌 神门 肝 肾
尿潴留	中极[74] 关元[74] 气海[75] 膀胱俞[37] 三阴交[22] 阴陵泉[23]	肾 膀胱 尿道 三焦
尿失禁	中极[74] 三阴交[22] 肾俞[36] 膀胱俞[37]	肾 膀胱 尿道 缘中 枕
糖尿病	胃脘下俞[79] 肺俞[35] 脾俞[36] 肾俞[36] 三阴交[22] 太溪[44]	肺 胃 肾 胰胆 内分泌
甲状腺功能亢进	天突[76] 膻中[76] 合谷[9] 足三里[18] 三阴交[22] 丰隆[18]	颈 内分泌 肝 心 神门
冠心病	膻中[76] 巨阙[76] 心俞[36] 厥阴俞[35] 内关[49] 神门[28] 丰隆[18] 阴陵泉[23]	心 神门 交感
心血管神经官能症	百会[70] 膻中[76] 巨阙[76] 心俞[36] 厥阴俞[35] 内关[49] 神门[28] 合谷[9] 太冲[64]	心 神门 交感 皮质下
心悸	膻中[76] 巨阙[76] 心俞[36] 厥阴俞[35] 内关[49] 通里[27] 神门[28]	心 神门 交感 皮质下
高血压	百会[70] 风池[59] 曲池[10] 合谷[9] 太冲[64] 三阴交[22]	心 神门 交感 肾上腺 耳尖 降压沟
脑动脉硬化症	百会[70] 头维[15] 风池[59] 悬钟[61] 三阴交[22] 丰隆[18]	皮质下 神门 心 肝 肾
痴呆	百会[70] 四神聪[79] 印堂[71] 神庭[71] 太溪[44] 大钟[44] 悬钟[61] 足三里[18]	皮质下 心 肝 肾
中风	水沟[71] 内关[49] 三阴交[22] 极泉[27] 尺泽[6] 委中[38]	皮质下 神门 心 肝 肾 肩 腕 髋 踝
假性延髓性麻痹	天突[76] 廉泉[77] 翳风[54] 完骨[58] 风池[59] 哑门[70] 通里[27] 照海[44]	枕 皮质下 神门 心 肝 肾
头痛	印堂[71] 太阳[79] 百会[70] 风池[59] 合谷[9] 外关[52]	枕 颞 额 神门
眩晕	百会[70] 头维[15] 太阳[79] 风池[59] 悬钟[61]	内耳 颞 神门 肝 肾
癫痫	水沟[71] 百会[70] 后溪[30] 涌泉[44] 鸠尾[76] 长强[68] 筋缩[69] 阳陵泉[61]	枕 皮质下 神门 心 肝

注：穴名后数字是该穴文字所在页码。

（续）

病名	针灸基本治疗取穴	耳针治疗取穴
脑震荡	百会[70] 太阳[79] 风池[59] 合谷[9] 悬钟[61] 血海[23]	枕 颞 额 皮质下 神门
精神分裂症	印堂[71] 大椎[70] 风池[59] 膻中[76] 神门[28] 劳宫[50] 大陵[50] 中冲[50] 丰隆[18] 太冲[64]	枕 额 皮质下 脑干 神门 心 肝
神经官能症、癔症、焦虑症	水沟[71] 内关[49] 神门[28] 太冲[64]	额 皮质下 脑干 神门 心 肝 内分泌
神经衰弱	印堂[71] 四神聪[79] 安眠[79] 百会[70] 神门[28] 三阴交[22] 照海[44] 申脉[41]	皮质下 神门 心 垂前
震颤	百会[70] 四神聪[79] 风池[59] 合谷[9] 太冲[64] 阳陵泉[61]	枕 脑干 皮质下 神门
舞蹈病	百会[70] 四神聪[79] 神庭[71] 风池[59] 合谷[9] 太冲[64]	脑干 皮质下 神门 心
三叉神经痛	阳白[58] 鱼腰[79] 四白[14] 下关[14] 承浆[77] 颊车[14] 合谷[9] 外关[52]	面颊 颌 颞 额 神门
面神经炎	攒竹[34] 鱼腰[79] 阳白[58] 四白[14] 颧髎[32] 颊车[14] 地仓[14] 翳风[54] 合谷[9] 内庭[19] 太冲[64]	口 眼 面颊 神门 肾上腺 肝
面肌痉挛	翳风[54] 攒竹[34] 太阳[79] 颧髎[32] 合谷[9] 太冲[64]	口 眼 面颊 神门 肝
股外侧皮神经炎	阿是穴 风市[60] 血海[23] 伏兔[18] 环跳[60]	臀 坐骨神经 神门 肾上腺
脑损伤后综合征	百会[70] 四神聪[79] 风池[59] 血海[23] 三阴交[22] 悬钟[61]	枕 颞 额 皮质下 神门
乳腺增生	膻中[76] 乳根[16] 屋翳[16] 期门[66] 太冲[64] 丰隆[18]	胸 皮质下 肝 内分泌 交感
急性阑尾炎	天枢[47] 阿是穴 上巨虚[18] 阑尾[82]	大肠 阑尾 神门 交感 神门
泌尿系结石	中极[74] 气海[75] 三阴交[22] 水泉[44]	肾 输尿管 膀胱 尿道 交感 神门
前列腺肥大	中极[74] 关元[74] 三阴交[22] 秩边[40] 阴陵泉[23]	肾 膀胱 尿道 艇角 盆腔
痔疮	次髎[38] 长强[68] 承山[40] 二白[82]	大肠 直肠 肛门 三焦 耳尖 肾上腺
落枕	阿是穴 肩井[59] 外劳宫[82] 后溪[30] 悬钟[61]	颈 颈椎 神门
颈椎病	颈夹脊[79] 天柱[35] 大椎[70] 后溪[30]	颈 颈椎 神门 肝 肾
胸部闪挫伤	阿是穴 支沟[52] 阳陵泉[61]	胸 胸椎 神门
胸椎小关节错缝	阿是穴 支沟[52] 阳陵泉[61]	胸 胸椎 神门
背肌筋膜炎	阿是穴 委中[38]	胸椎 肾上腺 神门
急性腰扭伤	阿是穴 大肠俞[37] 气海俞[37] 委中[38]	腰骶椎 臀 神门 耳尖 肾上腺
腰部劳损	阿是穴 肾俞[36] 大肠俞[37] 腰阳关[68] 委中[38]	腰骶椎 神门 肾
腰椎间盘突出症	腰夹脊[79] 秩边[40] 环跳[60] 承扶[38] 殷门[38] 委中[38] 承山[40] 昆仑[41] 阳陵泉[61] 悬钟[61] 足临泣[62]	腰骶椎 神门 肾 肾上腺
腰椎骨质增生	肾俞[36] 气海俞[37] 大肠俞[37] 腰阳关[68] 委中[38]	腰骶椎 神门 肾 肾上腺
骶髂关节扭挫伤	腰阳关[68] 次髎[38] 秩边[40] 委中[38]	腰骶椎 神门 肾上腺
尾骨痛	腰俞[68] 长强[68] 委中[38] 后溪[30]	腰骶椎 神门 肾上腺
强直性脊柱炎	大椎[70] 至阳[69] 腰阳关[68] 相应节段夹脊穴[79] 后溪[30] 申脉[41] 肾俞[36] 关元[74]	颈椎 胸椎 腰骶椎 神门 肾上腺 肾
肩关节周围炎	阿是穴 肩髃[11] 肩髎[53] 肩贞[31] 肩前[82] 列缺[7] 合谷[9] 外关[52] 条口[18] 阳陵泉[61]	肩 枕 肾上腺 神门 肝 肾
肱骨外上髁炎	曲池[10] 肘髎[10] 手三里[10] 手五里[10] 阿是穴 合谷[9] 外关[52]	肘 皮质下 肾上腺 神门

（续）

病名	针灸基本治疗取穴	耳针治疗取穴
尺神经损伤	小海[31]支正[31]腕骨[30]后溪[30]中渚[52]	肘 腕 神门
腕关节扭挫伤	阳溪[9]阳池[52]阳谷[30]外关[52]曲池[10]	腕 神门
腕管综合征	内关[49]大陵[50]八邪[82]	腕 肾上腺 神门
坐骨神经痛	腰夹脊[79]秩边[40]环跳[60]承扶[38]殷门[38]委中[38]承山[40]昆仑[41]阳陵泉[61]悬钟[61]足临泣[62]	臀 坐骨神经 神门 肝 肾
梨状肌综合征	秩边[40]环跳[60]承扶[38]殷门[38]委中[38]承山[40]昆仑[41]阳陵泉[61]悬钟[61]足临泣[62]	臀 坐骨神经 神门 肾上腺
臀上皮神经损伤	阿是穴 环跳[60]委中[38]	臀 腰骶椎 神门
膝关节韧带损伤	内侧损伤：阿是穴 血海[23]阴陵泉[23]商丘[22] 外侧损伤：阿是穴 膝阳关[61]阳陵泉[61]悬钟[61]丘墟[61]	膝 神门
膝关节骨性关节炎	阿是穴 血海[23]阴陵泉[23]膝阳关[61]阳陵泉[61]商丘[22]丘墟[61]肾俞[36]关元[74]	膝 神门 肾 肾上腺
髌骨软骨软化症	内膝眼[82]鹤顶[82]伏兔[18]肾俞[36]关元[74]	膝 神门 肾
腓总神经损伤	委中[38]阳陵泉[61]悬钟[61]足临泣[62]	膝 踝 神门
小腿三头肌损伤	委中[38]承筋[40]承山[40]昆仑[41]	膝 踝 神门
踝关节扭伤	丘墟[61]足临泣[62]阳陵泉[61]悬钟[61]	踝 皮质下
跟痛症	阿是穴 申脉[41]照海[44]太溪[44]悬钟[61]关元[74]	跟 神门
月经不调	关元[74]气海[75]血海[23]三阴交[22]	皮质下 内分泌 肾 内生殖器 交感
痛经	中极[74]气海[75]关元[74]次髎[38]地机[23]三阴交[22]	皮质下 内分泌 肾 内生殖器 交感 神门
闭经	关元[74]归来[17]中极[74]足三里[18]三阴交[22]	皮质下 内分泌 肾 内生殖器 肝
功能性子宫出血	关元[74]公孙[22]三阴交[22]隐白[22]膈俞[36]	内分泌 肾 内生殖器 艇角 神门
盆腔炎	中极[74]关元[74]归来[17]三阴交[22]行间[64]	盆腔 皮质下 内分泌 交感
带下证	带脉[60]中极[74]关元[74]白环俞[37]三阴交[22]	内生殖器 肾上腺 神门 肝 脾 肾
外阴瘙痒症	中极[74]三阴交[22]太冲[64]大敦[64]蠡沟[64]	外生殖器 肾上腺 风溪
子宫脱垂	气海[75]关元[74]三阴交[22]百会[70]维道[60]	内生殖器 肾 肝 内分泌
经前紧张症	百会[70]神门[28]太冲[64]三阴交[22]	内生殖器 内分泌 皮质下 肾 肝
更年期综合征	关元[74]肾俞[36]三阴交[22]太溪[44]	皮质下 内分泌 内生殖器 肾上腺 肾 神门 交感
产后缺乳	乳根[16]膻中[76]少泽[30]足三里[18]	皮质下 内分泌 肝 脾 肾
小儿厌食	中脘[75]足三里[18]四缝[82]	脾 胃 大肠 小肠 神门 皮质下
小儿惊厥	水沟[71]印堂[71]合谷[9]太冲[64]	神门 皮质下 交感 心 肝
小儿腹泻	天枢[17]上巨虚[18]阴陵泉[23]	神门 脾 胃 大肠 小肠
小儿遗尿症	关元[74]中极[74]膀胱俞[37]三阴交[22]	肾 膀胱 缘中 枕
脑性瘫痪	百会[70]四神聪[79]悬钟[61]足三里[18]合谷[9]夹脊穴[79]	脑干 皮质下 额 心 肾
儿童多动综合征	四神聪[79]神门[28]内关[49]三阴交[22]太溪[44]太冲[64]	神门 皮质下 心 肾

（续）

病名	针灸基本治疗取穴	耳针治疗取穴
智能迟缓	百会[70]四神聪[79]印堂[71]神庭[71]太溪[44]悬钟[61]足三里[18]	神门 皮质下 交感 心 肾
流行性腮腺炎	翳风[54]颊车[14]外关[52]合谷[9]关冲[52]	面颊 皮质下 肾上腺
荨麻疹	曲池[10]合谷[9]血海[23]膈俞[36]委中[38]	风溪 肺 肾上腺 内分泌
瘙痒症	曲池[10]风市[60]血海[23]膈俞[36]	风溪 肺 肾上腺 神门 皮质下
带状疱疹	局部阿是穴 夹脊穴[79]支沟[52]阳陵泉[61]行间[64]阴陵泉[23]	肺 肾上腺 神门 胸 腹
神经性皮炎	阿是穴 合谷[9]曲池[10]血海[23]膈俞[36]	肾上腺 神门 皮质下 肺 肝
痤疮	阳白[58]颧髎[32]大椎[70]合谷[9]曲池[10]内庭[19]	面颊 风溪 肺 肾上腺 内分泌
斑秃	百会[70]风池[59]阿是穴 太渊[7]膈俞[36]	额 颞 枕 肺 肾 神门
急性结膜炎	睛明[34]风池[59]太阳[79]合谷[9]太冲[64]	眼 肝 耳尖 屏尖 肾上腺
麦粒肿	太阳[79]攒竹[34]鱼腰[79]风池[59]二间[9]内庭[19]	眼 肝 脾 耳尖
近视眼	承泣[14]睛明[34]风池[59]翳明[79]光明[61]	眼 肝 屏间前 屏间后
视神经萎缩	球后[79]睛明[34]承泣[14]风池[59]光明[61]太冲[64]	眼 皮质下 肝 屏间前 屏间后
麻痹性斜视	风池[59]合谷[9]太冲[64]太溪[44]光明[61]	眼 枕 皮质下 肝
耳鸣、耳聋	翳风[54]耳门[54]听宫[32]听会[57]中渚[52]侠溪[62]	内耳 耳迷根 枕 肾上腺 肾
鼻炎	迎香[11]印堂[71]风池[59]列缺[7]合谷[9]	内鼻 额 肾上腺 肺
鼻出血	迎香[11]印堂[71]上星[71]孔最[6]合谷[9]	内鼻 额 肾上腺 肺
咽炎	天容[32]少商[7]关冲[52]合谷[9]尺泽[6]内庭[19]	咽喉 肺 肾上腺 内分泌 肾
咽部感觉异常	天突[76]列缺[7]照海[44]鱼际[7]太溪[44]	咽喉 肺 肾上腺 内分泌 肾
扁桃体炎	天容[32]少商[7]关冲[52]合谷[9]尺泽[6]内庭[19]	咽喉 肺 口 耳尖 扁桃体
颞下颌关节紊乱综合征	听宫[32]下关[14]颊车[14]合谷[9]	颌 面颊 肾上腺
牙痛	下关[14]颊车[14]合谷[9]	牙 颌 口 神门 耳尖
肥胖	下脘[75]天枢[17]归来[17]中极[74]曲池[10]阴陵泉[23]丰隆[18]太冲[64]	口 脾 胃 皮质下 内分泌
雀斑	迎香[11]四白[14]印堂[71]颧髎[32]合谷[9]血海[23]三阴交[22]	面颊 肺 内分泌 神门 大肠
黄褐斑	迎香[11]颧髎[32]合谷[9]血海[23]三阴交[22]	面颊 肺 内分泌 内生殖器 肾
慢性疲劳综合征	百会[70]脾俞[36]肝俞[36]肾俞[36]膻中[76]关元[74]足三里[18]	皮质下 神门 交感 心 肝 脾 肾
戒烟综合征	百会[70]神门[28]戒烟穴（位于列缺[7]与阳溪[9]之间）	肺 胃 心 皮质下 内分泌 神门
戒毒综合征	水沟[71]大陵[50]神门[28]合谷[9]	肺 口 内分泌 肾上腺 皮质下 神门
早衰	百会[70]关元[74]肾俞[36]足三里[18]三阴交[22]	皮质下 内分泌 心 肾 耳迷根

二、 十四经及穴位

（一） 手太阴肺经及穴位

《灵枢·经脉》：肺手太阴之脉，起于中焦，下络大肠，还循胃口，上膈属肺。从肺系，横出腋下。下循臑内，行少阴、心主之前，下肘中，循臂内上骨下廉，入寸口，上鱼，循鱼际，出大指之端。其支者：从腕后，直出次指内廉，出其端。

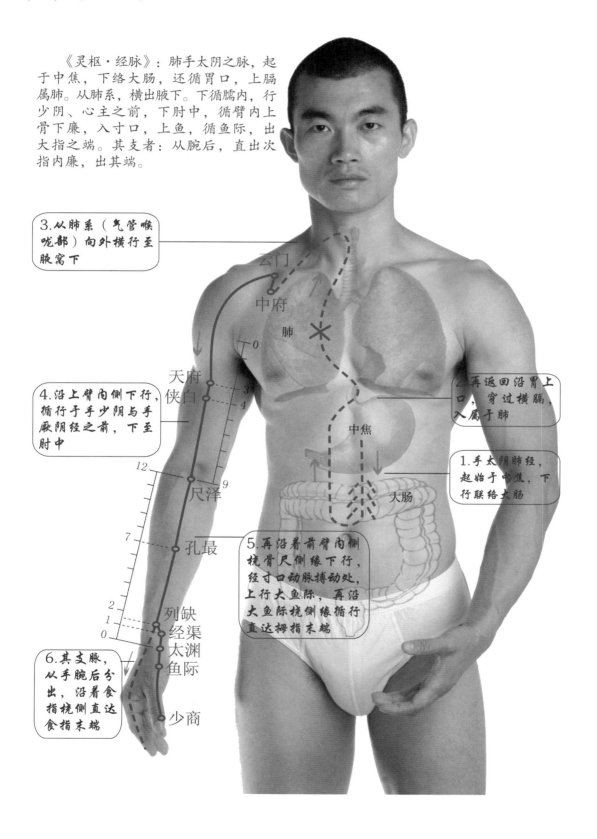

3. 从肺系（气管喉咙部）向外横行至腋窝下

4. 沿上臂内侧下行，循行于手少阴与手厥阴经之前，下至肘中

2. 再返回沿胃上口，穿过横膈，入属于肺

1. 手太阴肺经，起始于中焦，下行联络大肠

5. 再沿着前臂内侧桡骨尺侧缘下行，经寸口动脉搏动处，上行大鱼际，再沿大鱼际桡侧缘循行直达拇指末端

6. 其支脉，从手腕后分出，沿着食指桡侧直达食指末端

云门
中府
肺
天府
侠白
尺泽
孔最
列缺
经渠
太渊
鱼际
少商
中焦
大肠

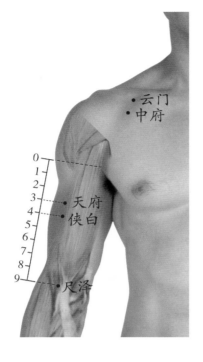

1. 本经腧穴主治概要

（1）肺系疾病　咳嗽，气喘，咽喉肿痛，咯血，胸痛。

（2）经脉循行部位的其他病证　肩背痛，肘臂挛痛，手腕痛。

2. 腧穴定位与主治

（1）中府（Zhōngfǔ，LU1）　　肺之募穴

【定位】在胸部，横平第1肋间隙，锁骨下窝外侧，前正中线旁开6寸。

【主治】①咳嗽、气喘、胸满痛等肺部病证；②肩背痛。

（2）云门（Yúnmén，LU2）

【定位】在胸部，锁骨下窝凹陷中，肩胛骨喙突内缘，前正中线旁开6寸。

【主治】①咳嗽、气喘、胸痛等肺部病证；②肩背痛。

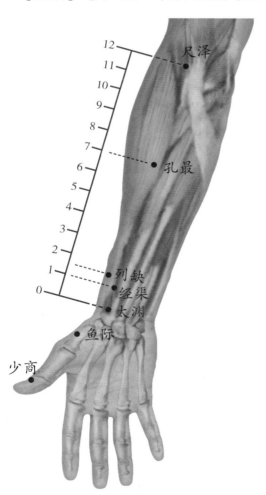

（3）天府（Tiānfǔ，LU3）

【定位】在臂前区，腋前纹头下3寸，肱二头肌桡侧缘处。

【主治】①咳嗽、气喘、鼻衄等肺部病证；②瘿气；③上臂痛。

（4）侠白（xiábái，LU4）

【定位】在臂前区，腋前纹头下4寸，肱二头肌桡侧缘处。

【主治】①咳嗽、气喘等肺系病证；②干呕（还循胃口）；③上臂痛。

（5）尺泽（Chǐzé，LU5）　　合穴

【定位】在肘区，肘横纹上，肱二头肌腱桡侧缘凹陷中。

【主治】①咳嗽、气喘、咯血、咽喉肿痛等肺系实热性病证；②肘臂挛痛；③急性吐泻、中暑、小儿惊风等急性病证。

（6）孔最（Kǒngzuì，LU6）　　郄穴

【定位】在前臂前区，腕掌侧远端横纹上7寸，尺泽与太渊连线上。

【主治】①咯血、咳嗽、气喘、咽喉肿痛等肺系病证；②肘臂挛痛。

（7）列缺（Lièquē，LU7）　络穴；八脉交会穴（通任脉）

【定位】在前臂，腕掌侧远端横纹上 1.5 寸，拇短伸肌腱与拇长展肌腱之间，拇长展肌腱沟的凹陷中。

【主治】①咳嗽、气喘、咽喉肿痛等肺系病证；②头痛、齿痛、项强、口眼歪斜等头部疾患。

（8）经渠（Jīngqú，LU8）　经穴

【定位】在前臂前区，腕掌侧远端横纹上 1 寸，桡骨茎突与桡动脉之间。

【主治】①咳嗽、气喘、胸痛、咽喉肿痛等肺系病证；②手腕痛。

（9）太渊（Tàiyuān，LU9）　输穴；原穴；八会穴之脉会

【定位】在腕前区，桡骨茎突与舟状骨之间，拇长展肌腱尺侧凹陷中。

【主治】①咳嗽、气喘等肺系疾患；②无脉症（脉会太渊）；③腕臂痛。

（10）鱼际（Yújì，LU10）　荥穴

【定位】在手外侧，第 1 掌骨桡侧中点赤白肉际处。

【主治】①咳嗽、咽干、咯血、咽喉肿痛、失音等肺系热性病证；②小儿疳积。

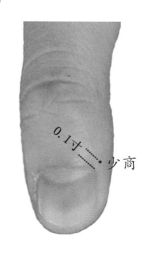

（11）少商（Shàoshāng，LU11）　井穴

【定位】在手指，拇指末节桡侧，指甲根角侧上方 0.1 寸（指寸）。

【主治】①咽喉肿痛、鼻衄、高热等肺系实热证；②癫狂、昏迷。

3. 刺灸注意事项

（1）中府、云门　胸部穴位斜刺或平刺 0.5~0.8 寸，不可向内深刺，以免伤及肺脏，引起气胸。

（2）列缺　向上斜刺 0.5~0.8 寸。

（3）经渠、太渊　避开桡动脉，直刺 0.3~0.5 寸。

（4）少商　井穴（涌泉除外）浅刺 0.1 寸，或点刺出血。

（5）其他上肢穴位　均为直刺，不同部位进针深度不同。

（二）手阳明大肠经及穴位

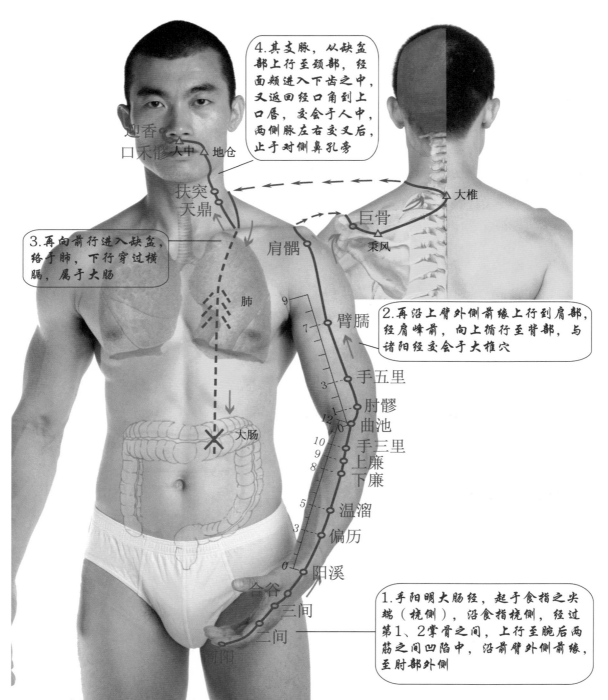

4.其支脉，从缺盆部上行至颈部，经面颊进入下齿之中，又返回经口角到上口唇，交会于人中，两侧脉左右交叉后，止于对侧鼻孔旁

3.再向前行进入缺盆，络于肺，下行穿过横膈，属于大肠

2.再沿上臂外侧前缘上行到肩部，经肩峰前，向上循行至背部，与诸阳经交会于大椎穴

1.手阳明大肠经，起于食指之尖端（桡侧），沿食指桡侧，经过第1、2掌骨之间，上行至腕后两筋之间凹陷中，沿前臂外侧前缘，至肘部外侧

迎香　口禾髎　人中　地仓　扶突　天鼎　肩髃　肺　大肠　大椎　巨骨　秉风　臂臑　手五里　肘髎　曲池　手三里　上廉　下廉　温溜　偏历　阳溪　合谷　三间　二间　商阳

《灵枢·经脉》：大肠手阳明之脉，起于大指次指之端，循指上廉，出合谷两骨之间，上入两筋之中，循臂上廉，入肘外廉，上臑外前廉，上肩，出髃骨之前廉，上出于柱骨之会上，下入缺盆，络肺。下膈，属大肠。其支者：从缺盆上颈，贯颊，入下齿中；还出夹口，交人中——左之右、右之左，上夹鼻孔。

1. 本经腧穴主治概要

（1）肠系疾病　腹痛，肠鸣，泄泻，便秘，痢疾。

（2）经脉循行部位的其他病证　咽喉肿痛，齿痛，鼻流清涕，鼻衄，手臂酸痛、麻木，半身不遂。

2. 腧穴定位与主治

（1）商阳（Shāngyáng，LI1）　井穴

【定位】在手指，食指末节桡侧，指甲根角侧上方0.1寸（指寸）。

【主治】①齿痛、咽喉肿痛等五官疾患；②热病、昏迷等热证、急症。

（2）二间（Èrjiān，LI2）　荥穴

【定位】在手指，第2掌指关节桡侧远端赤白肉际处。

【主治】①鼻衄、齿痛等五官疾患；②热病。

（3）三间（Sānjiān，LI3）　输穴

【定位】在手背，第2掌指关节桡侧近端凹陷中。

【主治】①齿痛、咽喉肿痛等五官疾患；②腹胀、肠鸣等肠腑病证；③嗜睡。

（4）合谷（Hégǔ，LI4）　原穴

【定位】在手背，第2掌骨桡侧的中点处。

【主治】①头痛、目赤肿痛、齿痛、鼻衄、口眼歪斜、耳聋等头面五官诸疾；②发热恶寒等外感病证，热病无汗或多汗；③经闭、滞产等妇产科病证。

（5）阳溪（Yángxī，LI5）　经穴

【定位】在腕区，腕背侧远端横纹桡侧，桡骨茎突远端，解剖学"鼻烟窝"凹陷中。

【主治】①手腕痛；②头痛、目赤肿痛、耳聋等头面五官疾患。

（6）偏历（Piānlì，LI6）　络穴

【定位】在前臂，腕背侧远端横纹上3寸，阳溪与曲池连线上。

【主治】①耳鸣、鼻衄等五官疾患；②手臂酸痛；③腹部胀满；④水肿。

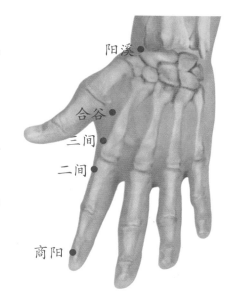

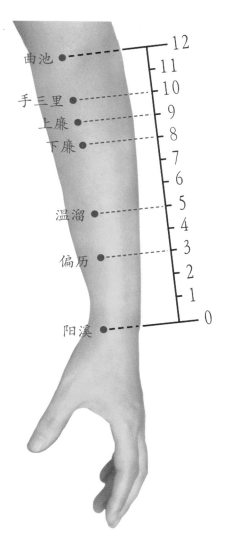

（7）温溜（Wēnliū，LI7）　　郄穴

【定位】在前臂，腕背侧远端横纹上 5 寸，阳溪与曲池连线上。

【主治】①急性肠鸣、腹痛等肠腑病证；②疔疮；③头痛、面肿、咽喉肿痛等头面病证；④肩背酸痛。

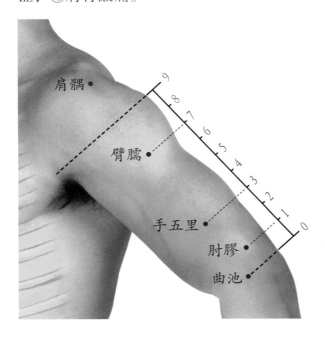

（8）下廉（Xiàlián，LI8）

【定位】在前臂，肘横纹下 4 寸，阳溪与曲池连线上。

【主治】①肘臂痛；②头痛、眩晕、目痛；③腹胀、腹痛。

（9）上廉（Shànglián，LI9）

【定位】在前臂，肘横纹下 3 寸，阳溪与曲池连线上。

【主治】①肘臂痛、半身不遂、手臂麻木等上肢病证；②头痛；③肠鸣腹痛。

（10）手三里（Shǒusānlǐ，LI10）

【定位】在前臂，肘横纹下 2 寸，阳溪与曲池连线上。

【主治】①手臂无力、上肢不遂等上肢病证；②腹痛、腹泻；③齿痛、颊肿。

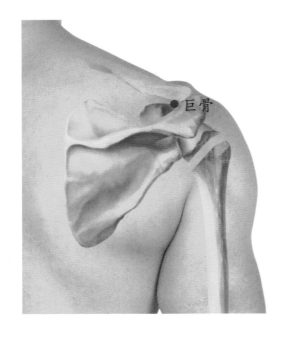

（11）曲池（Qūchí，LI11）　　合穴

【定位】在肘区，尺泽与肱骨外上髁连线的中点处。

【主治】①手臂痹痛、上肢不遂等上肢病证；②热病；③高血压；④癫狂；⑤腹痛、吐泻等肠胃病证；⑥咽喉肿痛、齿痛、目赤肿痛等五官科热性病证；⑦隐疹、湿疹、瘰疬等皮肤、外科疾患。

（12）肘髎（Zhǒuliáo，LI12）

【定位】在肘区，肱骨外上髁上缘，髁上嵴的前缘。

【主治】肘臂部疼痛、麻木、挛急等局部病证。

（13）手五里（Shǒuwǔlǐ，LI13）

【定位】在臂部，肘横纹上 3 寸，曲池与肩髃连线上。

【主治】①肘臂挛痛；②瘰疬。

（14）臂臑（Bìnào，LI14）

【定位】在臂部，曲池上 7 寸，三角肌前缘处。

【主治】①肩臂疼痛不遂，颈项拘挛等肩、颈项病证；②瘰疬；③目疾。

（15）肩髃（Jiānyú，LI15）

【定位】在三角肌区，肩峰外侧缘前端与肱骨大结节两骨间凹陷中。

【主治】①肩臂挛痛、上肢不遂等肩、上肢病证；②隐疹。

（16）巨骨（Jùgǔ，LI16）

【定位】在肩胛区，锁骨肩峰端与肩胛冈之间凹陷中。

【主治】①肩臂挛痛、臂不举等局部病证；②瘰疬，瘿气。

（17）天鼎（Tiāndǐng，LI17）

【定位】在颈部，横平环状软骨，胸锁乳突肌后缘。

【主治】①暴喑气哽、咽喉肿痛、吞咽困难等咽喉病证；②瘰疬、瘿气。

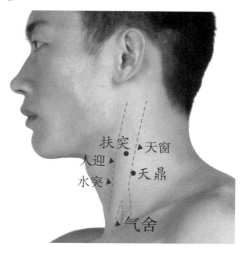

（18）扶突（Fútū，LI18）

【定位】在胸锁乳突肌区，横平喉结，胸锁乳突肌前、后缘中间。

【主治】①咽喉肿痛、暴喑、吞咽困难、呃逆等咽喉病证；②瘿气、瘰疬；③咳嗽、气喘；④颈部手术针麻用穴。

（19）口禾髎（Kǒuhéliáo，LI19）

【定位】在面部，横平人中沟上 1/3 与下 2/3 交点，鼻孔外缘直下。

【主治】鼻塞、鼽衄、口歪、口噤等局部病证。

（20）迎香（Yíngxiāng，LI20）

【定位】在面部，鼻翼外缘中点旁，鼻唇沟中。

【主治】①鼻塞、鼽衄、口歪等局部病证；②胆道蛔虫症。

3. 刺灸注意事项

（1）商阳　井穴（涌泉除外）浅刺 0.1 寸，或点刺出血。

（2）臂臑　直刺或向上斜刺 0.8~1.5 寸。

（3）肩髃　直刺或向下斜刺 0.8~1.5 寸。肩周炎宜向肩关节直刺，上肢不遂宜向三角肌方向斜刺。

（4）巨骨　直刺，微斜向外下方，进针 0.5~1 寸。直刺不可过深，以免刺入胸腔造成气胸。

（5）扶突　直刺 0.5~0.8 寸。注意避开颈动脉，不可过深。慎用电针，以免引起迷走神经反应。

（6）迎香　略向内上方斜刺或平刺 0.3~0.5 寸。

（7）其他穴　均为直刺，不同部位进针深度不同。

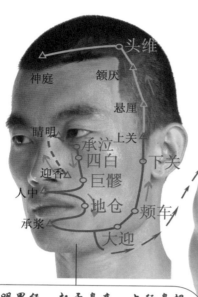

（三）足阳明胃经及穴位

头维 **颌厌**

神庭 **悬厘**

睛明 **上关**

承泣 **四白** **下关**

迎香 **巨髎**

人中 **地仓** **颊车**

承浆 **大迎**

2. 其支脉，从大迎前下走人迎穴，沿喉咙入缺盆，下横膈，入属于胃，联络于脾

3. 其直行的经脉，从缺盆沿乳房内侧下行，再向下经脐旁到下腹部的气冲处

人迎 **水突** **气舍** **缺盆** **气户** **库房** **屋翳** **膺窗** **乳中** **乳根** **不容** **承满** **梁门** **关门** **太乙** **滑肉门** **天枢** **外陵** **大巨** **水道** **归来** **气冲** **髀关**

胃 **上脘** **中脘**

1. 足阳明胃经，起于鼻旁，上行鼻根，与足太阳经脉相汇合，再沿鼻的外侧下行，入上齿中，返回环绕口角，入下唇交会于承浆穴；再向后沿下颌下缘，至大迎穴处，再沿下颌角到颊车穴，上行到耳前，过足少阳经的上关穴处，沿发际至额颅部

4. 一支脉，从胃口分出，沿腹内下行，至气冲部与直行经脉相汇合

5. 由此经髀关、伏兔穴下行，至膝关节中。再沿胫骨前外侧下行，经足背到第2趾外侧端。

《灵枢·经脉》：胃足阳明之脉，起于鼻，交頞中，旁纳太阳之脉，下循鼻外，入上齿中，还出夹口，环唇，下交承浆，却循颐后下廉，出大迎，循颊车，上耳前，过客主人，循发际，至额颅。其支者：从大迎前，下人迎，循喉咙，入缺盆，下膈，属胃，络脾。其直者：从缺盆下乳内廉，下夹脐，入气街中。其支者：起于胃口，下循腹里，下至气街中而合。以下髀关，抵伏兔，下膝髌中，下循胫外廉，下足跗，入中指内间。其支者：下膝三寸而别，下入中指外间。其支者：别跗上，入大指间，出其端。

伏兔 **阴市** **梁丘** **犊鼻** **足三里** **上巨虚** **条口** **下巨虚** **丰隆**

6. 另一支脉，从膝下3寸处分出，下行到中趾外侧端

7. 另一支脉，从足背分出，沿足大趾直行到末端

解溪 **冲阳** **陷谷** **内庭** **厉兑**

1. 本经腧穴主治概要

（1）胃系疾病　肠鸣腹胀，胃痛，呕吐，食欲不振或消谷善饥，便秘，泄泻。

（2）经脉循行部位的其他病证　神志病，下肢痿痹，腰膝冷痛，水肿，半身不遂，头面五官诸疾。

2. 腧穴定位与主治

（1）承泣（Chéngqì，ST1）

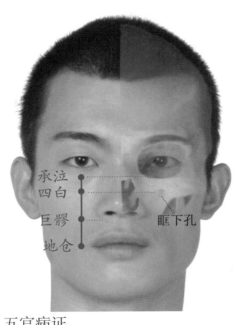

【定位】在面部，眼球与眶下缘之间，瞳孔直下。

【主治】①眼睑瞤动、迎风流泪、夜盲、近视等目疾；②口眼歪斜、面肌痉挛。

（2）四白（Sìbái，ST2）

【定位】在面部，眶下孔处。

【主治】①目赤痛痒、眼睑瞤动、目翳等目疾；②口眼歪斜、三叉神经痛、面肌痉挛等面部病证；③头痛、眩晕。

（3）巨髎（Jùliáo，ST3）

【定位】在面部，横平鼻翼下缘，瞳孔直下。

【主治】口眼歪斜、鼻衄、齿痛、唇颊肿等局部五官病证。

（4）地仓（Dìcāng，ST4）

【定位】在面部，口角旁开0.4寸。

【主治】口眼歪斜、流涎、三叉神经痛等局部病证。

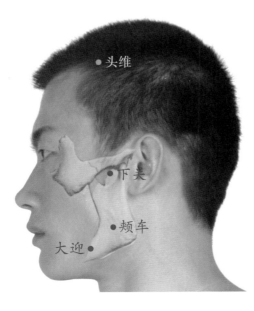

（5）大迎（Dàyíng，ST5）

【定位】在面部，下颌角前方，咬肌附着部的前缘凹陷中，面动脉搏动处。

【主治】口眼歪斜、颊肿、齿痛等局部病证。

（6）颊车（Jiáchē，ST6）

【定位】在面部，下颌角前上方一横指。

【主治】齿痛、牙关不利、颊肿、口角歪斜等局部病证。

（7）下关（Xiàguān，ST7）

【定位】在面部，颧弓下缘中央与下颌切迹之间凹陷中。

【主治】①牙关不利、三叉神经痛、齿痛、口眼歪斜等面口病证；②耳聋、耳鸣、聤耳等耳疾。

（8）头维（Tóuwéi，ST8）

【定位】在头部，额角发际直上0.5寸，头正中线旁开4.5寸。

【主治】头痛、目眩、目痛等头目病证。

（9）人迎（Rényíng，ST9）

【定位】在颈部，横平喉结，胸锁乳突肌前缘，颈总动脉搏动处。

【主治】①瘿气，瘰疬；②咽喉肿痛；③高血压；④气喘。

（10）水突（Shuǐtū，ST10）

【定位】在颈部，横平环状软骨，胸锁乳突肌前缘。

【主治】①咽喉肿痛等局部病证；②咳嗽，气喘。

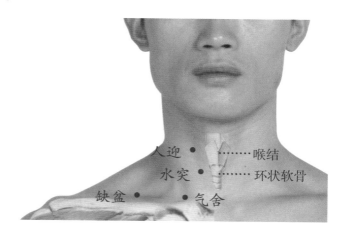

（11）气舍（Qìshè，ST11）

【定位】在胸锁乳突肌区，锁骨上小窝，锁骨胸骨端上缘，胸锁乳突肌胸骨头与锁骨头之间的凹陷中。

【主治】①咽喉肿痛；②瘿瘤，瘰疬；③气喘，呃逆；④项强。

（12）缺盆（Quēpén，ST12）

【定位】在颈外侧区，锁骨上大窝，锁骨上缘凹陷中，前正中线旁开4寸。

【主治】①咳嗽、气喘、咽喉肿痛、缺盆中痛等肺系及局部病证；②瘰疬。

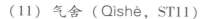

（13）气户（Qìhù，ST13）

【定位】在胸部，锁骨下缘，前正中线旁开4寸。

【主治】①咳嗽、气喘、呃逆、胸胁支满等气机升降失常性病证；②胸痛。

（14）库房（Kùfáng，ST14）

【定位】在胸部，第1肋间隙，前正中线旁开4寸。

【主治】①咳嗽、气喘、咳唾脓血等肺系病证；②胸胁胀痛。

（15）屋翳（Wūyì，ST15）

【定位】在胸部，第2肋间隙，前正中线旁开4寸。

【主治】①咳嗽、气喘、咳唾脓血等肺系病证；②胸胁胀痛；③乳痈、乳癖等乳疾。

（16）膺窗（Yīngchuāng，ST16）

【定位】在胸部，第3肋间隙，前正中线旁开4寸。

【主治】①咳嗽，气喘；②胸胁胀痛；③乳痈。

（17）乳中（Rǔzhōng，ST17）

【定位】在胸部，乳头中央。

【主治】本穴不针不灸，只作胸部腧穴的定位标志。

（18）乳根（Rǔgēn，ST18）

【定位】在胸部，第5肋间隙，前正中线旁开4寸。

【主治】①乳痈、乳癖、乳少等乳部疾患；②咳嗽，气喘，呃逆；③胸痛。

（19）不容（Bùróng，ST19）

【定位】在上腹部，脐中上6寸，前正中线旁开2寸。

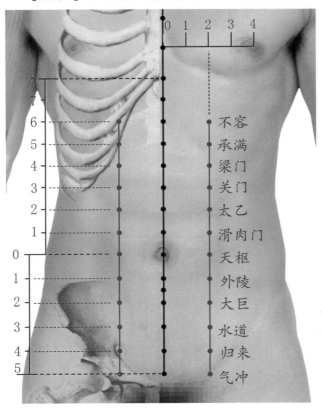

【主治】呕吐、胃痛、纳少、腹胀等胃疾。

（20）承满（Chéngmǎn，ST20）

【定位】在上腹部，脐中上5寸，前正中线旁开2寸。

【主治】胃痛、吐血、纳少等胃疾。

（21）梁门（Liángmén，ST21）

【定位】在上腹部，脐中上4寸，前正中线旁开2寸。

【主治】纳少、胃痛、呕吐等胃疾。

（22）关门（Guānmén，ST22）

【定位】在上腹部，脐中上3寸，前正中线旁开2寸。

【主治】腹胀、腹痛、肠鸣、腹泻等胃肠病证。

（23）太乙（Tàiyǐ，ST23）

【定位】在上腹部，脐中上2寸，前正中线旁开2寸。

【主治】①胃病；②心烦、癫狂等神志疾患。

（24）滑肉门（Huáròumén，ST24）

【定位】在上腹部，脐中上 1 寸，前正中线旁开 2 寸。

【主治】①胃痛，呕吐；②癫狂。

（25）天枢（Tiānshū，ST25）大肠之募穴

【定位】在上腹部，横平脐中，前正中线旁开 2 寸。

【主治】①腹痛、腹胀、便秘、腹泻、痢疾等胃肠病证；②月经不调、痛经等妇科疾患。

（26）外陵（Wàilíng，ST26）

【定位】在下腹部，脐中下 1 寸，前正中线旁开 2 寸。

【主治】①腹痛，疝气；②痛经。

（27）大巨（Dàjù，ST27）

【定位】在下腹部，脐中下 2 寸，前正中线旁开 2 寸。

【主治】①小腹胀满；②小便不利等水液输布排泄失常性疾患；③疝气；④遗精、早泄等男科疾患。

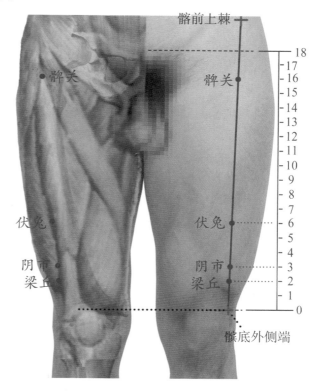

（28）水道（Shuǐdào，ST28）

【定位】在下腹部，脐中下 3 寸，前正中线旁开 2 寸。

【主治】①小腹胀满；②小便不利等水液输布排泄失常性疾患；③疝气；④痛经、不孕等妇科疾患。

（29）归来（Guīlái，ST29）

【定位】在下腹部，脐中下 4 寸，前正中线旁开 2 寸。

【主治】①小腹痛，疝气；②月经不调、带下、阴挺等妇科疾患。

（30）气冲（Qìchōng，ST30）

【定位】在腹股沟区，耻骨联合上缘，前正中线旁开 2 寸，动脉搏动处。

【主治】①肠鸣腹痛；②疝气；③月经不调、不孕、阳痿、阴肿等妇科及男科病。

（31）髀关（Bìguān，ST31）

【定位】在股前区，股直肌近端、缝匠肌与阔筋膜张肌 3 条肌肉之间凹陷中。

【主治】下肢痿痹、腰痛、膝冷等腰及下肢病证。

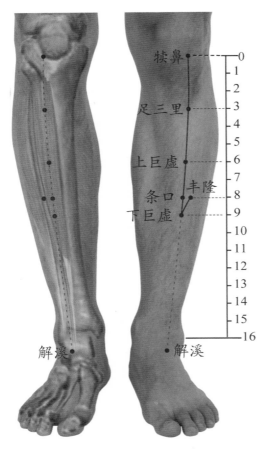

（32）伏兔（Fútù，ST32）

【定位】在股前区，髌底上 6 寸，髂前上棘与髌底外侧端的连线上。

【主治】①下肢痿痹、腰痛、膝冷等腰及下肢病证；②疝气；③脚气。

（33）阴市（Yīnshì，ST33）

【定位】在股前区，髌底上 3 寸，股直肌肌腱外侧缘。

【主治】①下肢痿痹，膝关节屈伸不利；②疝气。

（34）梁丘（Liángqiū，ST34）　　郄穴

【定位】在股前区，髌底上 2 寸，股外侧肌与股直肌肌腱之间。

【主治】①急性胃病；②膝肿痛、下肢不遂等下肢病证；③乳痈、乳痛等乳疾。

（35）犊鼻（Dúbí，ST35）

【定位】在膝前区，髌韧带外侧凹陷中。

【主治】膝痛、屈伸不利、下肢麻痹等下肢、膝关节疾患。

（36）足三里（Zúsānlǐ，ST36）　　合穴；胃之下合穴

【定位】在小腿外侧，犊鼻下 3 寸，犊鼻与解溪连线上。

【主治】①胃痛、呕吐、噎膈、腹胀、腹泻、痢疾、便秘等胃肠病证；②下肢痿痹；③癫狂等神志病；④乳痈、肠痈等外科疾患；⑤虚劳诸证，为强壮保健要穴。

（37）上巨虚（Shàngjùxū，ST37）　　大肠之下合穴

【定位】在小腿外侧，犊鼻下 6 寸，犊鼻与解溪连线上。

【主治】①肠鸣、腹痛、腹泻、便秘、肠痈、痢疾等胃肠病证；②下肢痿痹。

（38）条口（Tiáokǒu，ST38）

【定位】在小腿外侧，犊鼻下 8 寸，犊鼻与解溪连线上。

【主治】①下肢痿痹，转筋；②肩臂痛；③脘腹疼痛。

（39）下巨虚（Xiàjùxū，ST39）　　小肠之下合穴

【定位】在小腿外侧，犊鼻下 9 寸，犊鼻与解溪连线上。

【主治】①腹泻、痢疾、小腹痛等胃肠病证；②下肢痿痹。③乳痈。

（40）丰隆（Fēnglóng，ST40）　　络穴

【定位】在小腿外侧，外踝尖上 8 寸，胫骨前肌的外缘。

【主治】①头痛，眩晕；②癫狂；③咳嗽痰多等痰饮病证；④下肢痿痹；⑤腹胀，便秘。

（41）解溪（Jiěxī，ST41）　经穴

【定位】在踝区，踝关节前面中央凹陷中，拇长伸肌腱与趾长伸肌腱之间。

【主治】①下肢痿痹、踝关节痛、足下垂等下肢、踝关节疾患；②头痛、眩晕；③癫狂；④腹胀，便秘。

（42）冲阳（Chōngyáng，ST42）　原穴

【定位】在足背，第2跖骨基底部与中间楔状骨关节处，可触及足背动脉。

【主治】①胃痛；②口眼㖞斜；③癫狂痫；④足痿无力。

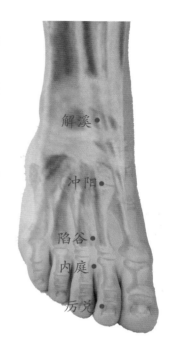

（43）陷谷（Xiàngǔ，ST43）　输穴

【定位】在足背，第2、3跖骨间，第2跖趾关节近端凹陷中。

【主治】①面肿、水肿等水液输布失常性疾患；②足背肿痛；③肠鸣腹痛。

（44）内庭（Nèitíng，ST44）　荥穴

【定位】在足背，第2、3趾间，趾蹼缘后方赤白肉际处。

【主治】①齿痛、咽喉肿痛、鼻衄等五官热性病证；②热病；③吐酸、腹泻、痢疾、便秘等肠胃病证；④足背肿痛，跖趾关节痛。

（45）厉兑（Lìduì，ST45）　井穴

【定位】在足趾，第2趾末节外侧，趾甲根角侧后方0.1寸（指寸）。

【主治】①鼻衄、齿痛、咽喉肿痛等实热性五官病证；②热病；③多梦、癫狂等神志疾患。

3. 刺灸注意事项

（1）承泣　以左手拇指向上轻推眼球，紧靠眶缘缓慢直刺0.5～1.5寸，不宜提插，以防刺破血管引起血肿。出针时稍加按压，以防出血。

（2）四白　直刺或微向上斜刺0.3～0.5寸，不可深刺，以免伤及眼球，不可过度提插捻转。

（3）巨髎　斜刺或平刺0.3～0.5寸。

（4）地仓　斜刺或平刺0.5～0.8寸。可向颊车穴透刺。

（5）大迎　避开动脉，斜刺或平刺0.3～0.5寸。

（6）颊车　直刺0.3～0.5寸，或平刺0.5～1寸。可向地仓穴透刺。

（7）下关　直刺0.5～1寸。留针时不可做张口动作，以免折针。

（8）头维　平刺0.5～1寸。

（9）人迎　避开颈总动脉，直刺 0.3~0.8 寸。

（10）气舍　直刺 0.3~0.5 寸。本经气舍至乳根诸穴深部有大动脉及肺、肝等重要脏器，不可深刺。

（11）缺盆　直刺或斜刺 0.3~0.5 寸。

（12）气户~乳根　胸部肋间穴位宜斜刺或平刺 0.5~0.8 寸。

（13）乳中　本穴不宜针刺，可温和灸或电极刺激。

（14）不容~归来　腹部穴位直刺，缓慢进针，少提插，可捻转。

（15）气冲　避开动脉，直刺 0.5~1 寸。

（16）髀关~内庭　下肢穴位直刺，不同部位进针深度不同。

（17）厉兑　井穴（涌泉除外）浅刺 0.1 寸，或点刺出血。

（四） 足太阴脾经及穴位

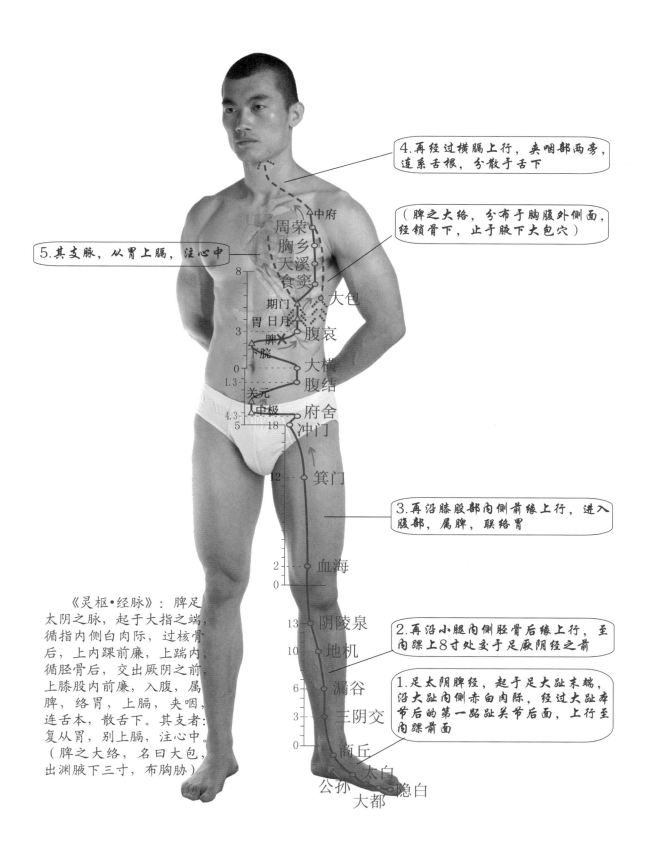

4. 再经过横膈上行，夹咽部两旁，连系舌根，分散于舌下

（脾之大络，分布于胸腹外侧面，经锁骨下，止于腋下大包穴）

5. 其支脉，从胃上膈，注心中

中府
周荣
胸乡
天溪
食窦
大包
期门
胃　日月
脾　腹哀
下脘
大横
腹结
关元
中极　府舍
冲门
箕门

3. 再沿膝股部内侧前缘上行，进入腹部，属脾，联络胃

血海

阴陵泉
地机

2. 再沿小腿内侧胫骨后缘上行，至内踝上8寸处交于足厥阴经之前

漏谷
三阴交

1. 足太阴脾经，起于足大趾末端，沿大趾内侧赤白肉际，经过大趾本节后的第一跖趾关节后面，上行至内踝前面

商丘
太白
公孙　隐白
大都

《灵枢·经脉》：脾足太阴之脉，起于大指之端，循指内侧白肉际，过核骨后，上内踝前廉，上踹内，循胫骨后，交出厥阴之前，上膝股内前廉，入腹，属脾，络胃，上膈，夹咽，连舌本，散舌下。其支者：复从胃，别上膈，注心中。（脾之大络，名曰大包，出渊腋下三寸，布胸胁）

1. 本经腧穴主治概要

（1）脾胃病　胃痛，呕吐，腹痛，泄泻，便秘等。

（2）妇科病、前阴病　不孕，月经过多，崩漏，阴挺，遗精，阳痿等。

（3）经脉循行部位的其他病证　下肢痿痹，胸胁痛等。

2. 腧穴定位与主治

（1）隐白（Yǐnbái，SP1）　井穴

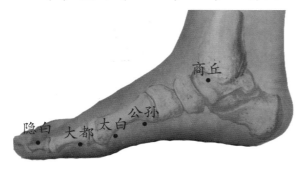

【定位】在足趾，大趾末节内侧，趾甲根角侧后方0.1寸（指寸）。

【主治】①月经过多、崩漏等妇科病；②便血、尿血等慢性出血证；③癫狂，多梦；④惊风；⑤腹满，暴泄。

（2）大都（Dàdū，SP2）　荥穴

【定位】在足趾，第1跖趾关节远端赤白肉际凹陷中。

【主治】①腹胀、胃痛、呕吐、腹泻、便秘等脾胃病证；②热病，无汗。

（3）太白（Tàibái，SP3）　输穴；原穴

【定位】在跖区，第1跖趾关节近端赤白肉际凹陷中。

【主治】①肠鸣、腹胀、腹泻、胃痛、便秘等脾胃病证；②体重节痛。

（4）公孙（Gōngsūn，SP4）　络穴；八脉交会穴（通冲脉）

【定位】在跖区，第1跖骨底的前下缘赤白肉际处。

【主治】①胃痛、呕吐、腹痛、腹泻、痢疾等脾胃肠腑病证；②心烦失眠、狂证等神志病证；③逆气里急、气上冲心等冲脉病证。

（5）商丘（Shāngqiū，SP5）　经穴

【定位】在踝区，内踝前下方，舟骨粗隆与内踝尖连线中点凹陷中。

【主治】①腹胀、腹痛、便秘等脾胃病证；②黄疸；③足踝痛。

（6）三阴交（Sānyīnjiāo，SP6）　肝脾肾三经之交会穴

【定位】在小腿内侧，内踝尖上3寸，胫骨内侧缘后际。

【主治】①肠鸣腹胀、腹泻等脾胃虚弱诸证；②月经不调、带下、阴挺、不孕、滞产等妇科病证；③遗精、阳痿、遗尿等生殖泌尿系统疾患；④心悸，失眠，高血压；⑤下肢痿痹；⑥阴虚诸证。

（7）漏谷（Lòugǔ，SP7）

【定位】在小腿内侧，内踝尖上6寸，胫骨内侧缘后际。

【主治】①腹胀，肠鸣；②小便不利，遗精；③下肢痿痹。

（8）地机（Dìjī，SP8）　郄穴

【定位】在小腿内侧，阴陵泉下 3 寸，胫骨内侧缘后际。

【主治】①痛经、崩漏、月经不调等妇科病；②腹痛、腹泻等脾胃病证；③小便不利、水肿等脾不运化水湿病证。

（9）阴陵泉（Yīnlíngquán，SP9）　合穴

【定位】在小腿内侧，胫骨内侧髁下缘与胫骨内侧缘之间的凹陷中。

【主治】①腹胀、腹泻、水肿、黄疸、小便不利等脾不运化水湿病证；②膝痛。

（10）血海（Xuèhǎi，SP10）

【定位】在股前区，髌底内侧端上 2 寸，股内侧肌隆起处。

【主治】①月经不调、痛经、经闭等月经病；②隐疹、湿疹、丹毒等血热性皮肤病。

（11）箕门（Jīmén，SP11）

【定位】在股前区，髌底内侧端与冲门连线的上 1/3 与 2/3 交点，长收肌与缝匠肌交角的动脉搏动处。

【主治】①小便不利，遗尿；②腹股沟肿痛。

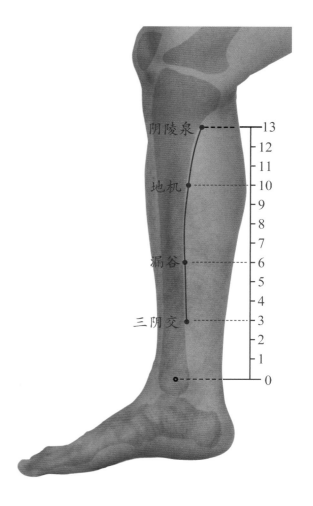

（12）冲门（Chōngmén，SP12）

【定位】在腹股沟区，腹股沟斜纹中，髂外动脉搏动处的外侧。

【主治】①腹痛，疝气；②崩漏、带下、胎气上冲等妇科病证。

（13）府舍（Fǔshè，SP13）

【定位】在下腹部，脐中下 4.3 寸，前正中线旁开 4 寸。

【主治】腹痛、积聚、疝气等下腹部病证。

（14）腹结（Fùjié，SP14）

【定位】在下腹部，脐中下 1.3 寸，前正中线旁开 4 寸。

【主治】①腹痛，腹泻，食积；②疝气。

（15）大横（Dàhéng，SP15）

【定位】在腹部，脐中旁开 4 寸。

【主治】腹痛、腹泻、便秘等脾胃病证。

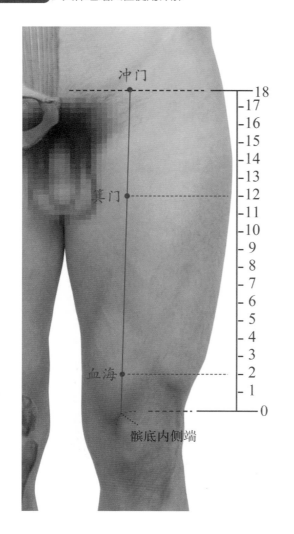

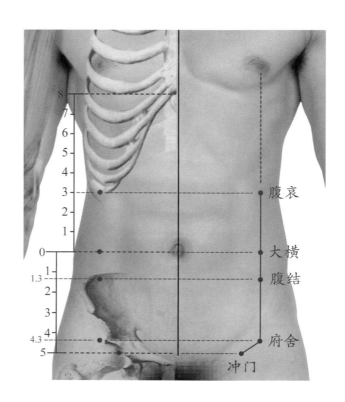

（16）腹哀（Fù'āi，SP16）

【定位】在上腹部，脐中上3寸，前正中线旁开4寸。

【主治】消化不良、腹痛、便秘、痢疾等脾胃肠腑病证。

（17）食窦（Shídòu，SP17）

【定位】在胸部，第5肋间隙，前正中线旁开6寸。

【主治】①胸胁胀痛；②噫气、反胃、腹胀等胃气失降性病证；③水肿。

（18）天溪（Tiānxī，SP18）

【定位】在胸部，第4肋间隙，前正中线旁开6寸。

【主治】①胸胁疼痛，咳嗽；②乳痈，乳少。

（19）胸乡（Xiōngxiāng，SP19）

【定位】在胸部，第3肋间隙，前正中线旁开6寸。

【主治】胸胁胀痛。

（20）周荣（Zhōuróng，SP20）

【定位】在胸部，第2肋间隙，前正中线旁开6寸。

【主治】①咳嗽，气逆；②胸胁胀满。

（21）大包（Dàbāo，SP21）

【定位】在胸外侧区，第6肋间隙，在腋中线上。

【主治】①气喘；②胸胁痛；③全身疼痛；④疝气；⑤四肢无力。

3. 刺灸注意事项

（1）隐白　井穴（涌泉除外）浅刺0.1寸，或点刺出血。

（2）大都~箕门　下肢穴位直刺，不同部位进针深度不同。

（3）冲门　避开动脉，直刺0.5~1寸。

（4）府舍~腹哀　腹部穴位直刺，缓慢进针，少提插，可捻转。

（5）食窦~大包　胸部穴位沿肋间斜刺或沿肋间平刺0.5~0.8寸。

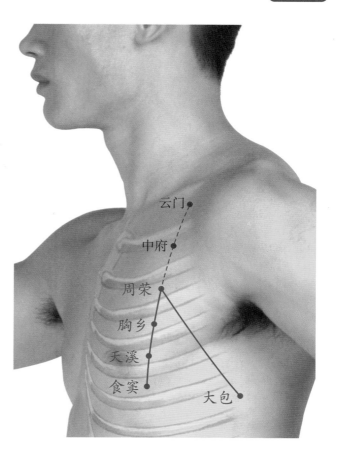

（五）手少阴心经及穴位

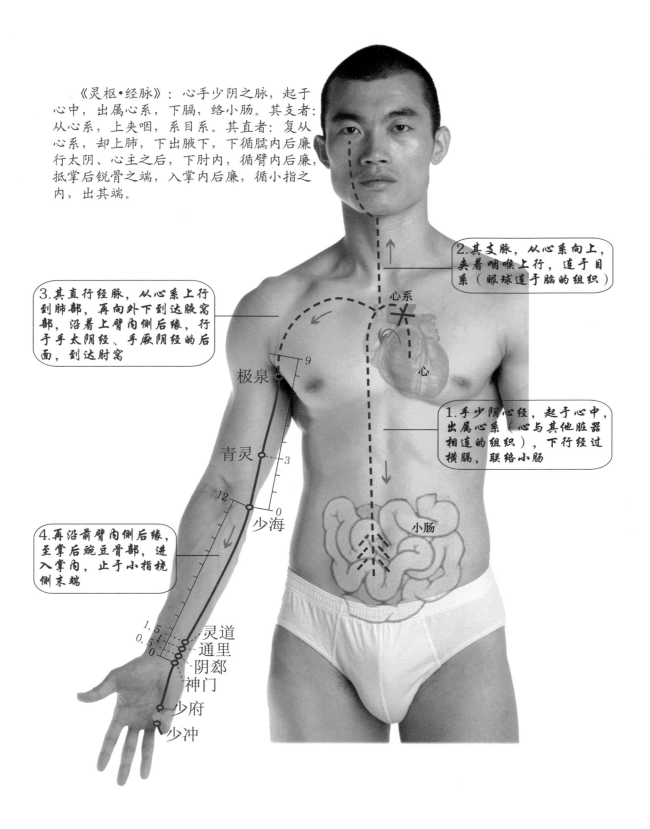

《灵枢·经脉》：心手少阴之脉，起于心中，出属心系，下膈，络小肠。其支者：从心系，上夹咽，系目系。其直者：复从心系，却上肺，下出腋下，下循臑内后廉，行太阴、心主之后，下肘内，循臂内后廉，抵掌后锐骨之端，入掌内后廉，循小指之内，出其端。

2.其支脉，从心系向上，夹着咽喉上行，连于目系（眼球连于脑的组织）

3.其直行经脉，从心系上行到肺部，再向外下到达腋窝部，沿着上臂内侧后缘，行于手太阴经、手厥阴经的后面，到达肘窝

心系

心

1.手少阴心经，起于心中，出属心系（心与其他脏器相连的组织），下行经过横膈，联络小肠

极泉

小肠

青灵

少海

4.再沿前臂内侧后缘，至掌后豌豆骨部，进入掌内，止于小指桡侧末端

灵道
通里
阴郄
神门
少府
少冲

1. 本经腧穴主治概要

心、胸、神志及经脉循行部位的其他病证。

2. 腧穴定位与主治

（1）极泉（Jíquán，HT1）

【定位】在腋区，腋窝中央，腋动脉搏动处。

【主治】①心痛、心悸等心疾；②肩臂疼痛、胁肋疼痛、臂丛神经损伤等痛证；③瘰疬；④腋臭；⑤上肢针麻用穴。

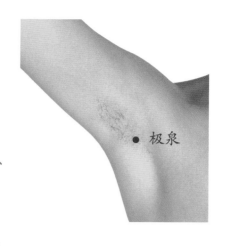

（2）青灵（Qīnglíng，HT2）

【定位】在臂前区，肘横纹上3寸，肱二头肌内侧沟中。

【主治】①头痛，振寒；②胁痛，肩臂疼痛。

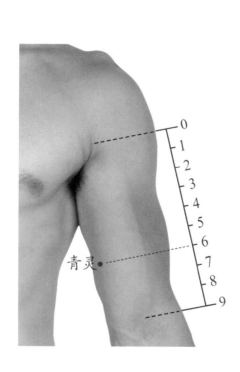
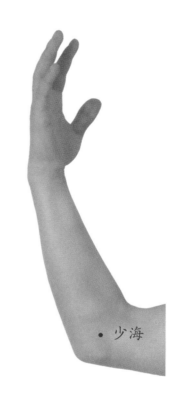

（3）少海（Shàohǎi，HT3）　　合穴

【定位】在肘前区，横平肘横纹，肱骨内上髁前缘。

【主治】①心痛、癔症等心病、神志病；②肘臂挛痛，臂麻手颤；③头项痛，腋胁部痛；④瘰疬。

（4）灵道（Língdào，HT4）　　经穴

【定位】在前臂前区，腕掌侧远端横纹上1.5寸，尺侧腕屈肌腱的桡侧缘。

【主治】①心痛，悲恐善笑；②暴喑；③肘臂挛痛。

（5）通里（Tōnglǐ，HT5）　　络穴

【定位】在前臂前区，腕掌侧远端横纹上1寸，尺侧腕屈肌腱的桡侧缘。

【主治】①心悸、怔忡等心病；②舌强不语，暴喑；③腕臂痛。

（6）阴郄（Yīnxì，HT6）　郄穴

【定位】在前臂前区，腕掌侧远端横纹上0.5寸，尺侧腕屈肌腱的桡侧缘。

【主治】①心痛、惊悸等心病；②骨蒸盗汗；③吐血，衄血。

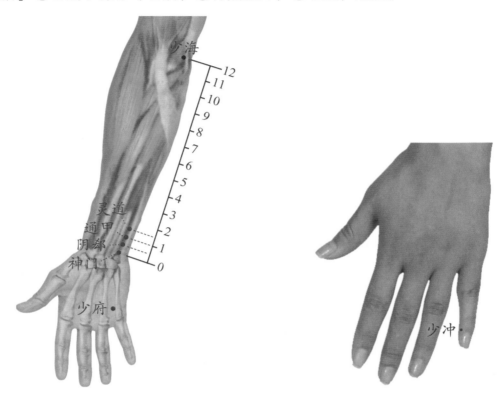

（7）神门（Shénmén，HT7）　输穴；原穴

【定位】在腕前区，腕掌侧远端横纹尺侧端，尺侧腕屈肌腱的桡侧缘。

【主治】①心痛、心烦、惊悸、怔忡、健忘、失眠、痴呆、癫狂痫等心与神志病证；②高血压；③胸胁痛。

（8）少府（Shàofǔ，HT8）　荥穴

【定位】在手掌，横平第5掌指关节近端，第4、5掌骨之间。

【主治】①心悸、心痛等心胸病；②阴痒、阴痛；③痈疡；④小指挛痛。

（9）少冲（Shàochōng，HT9）　井穴

【定位】在手指，小指末节桡侧，指甲根角侧上方0.1寸（指寸）。

【主治】①心悸、心痛、癫狂、昏迷等心及神志病证；②热病；③胸胁痛。

3. 刺灸注意事项

（1）极泉　避开腋动脉，直刺或斜刺0.3~0.5寸。

（2）青灵~少府　上肢穴位直刺，不同部位进针深度不同。

（3）少冲　井穴（涌泉除外）浅刺0.1寸，或点刺出血。

（六）手太阳小肠经及穴位

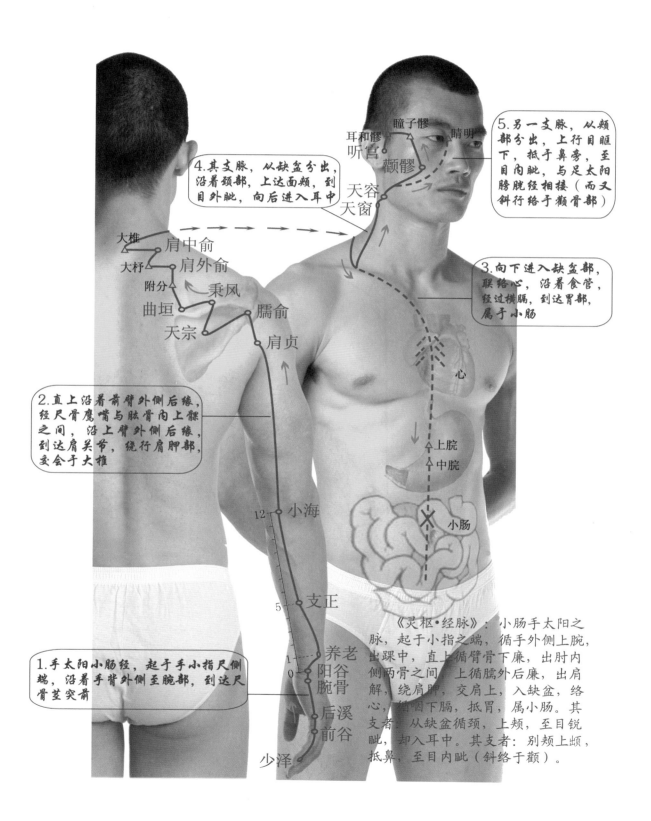

5.另一支脉，从颊部分出，上行目眶下，抵于鼻旁，至目内眦，与足太阳膀胱经相接（而又斜行络于颧骨部）

瞳子髎　晴明
耳和髎
听宫
颧髎
天容
天窗

4.其支脉，从缺盆分出，沿着颈部，上达面颊，到目外眦，向后进入耳中

3.向下进入缺盆部，联络心，沿着食管，经过横膈，到达胃部，属于小肠

大椎　肩中俞
大杼　肩外俞
附分　秉风
曲垣
天宗　臑俞
肩贞

心

2.直上沿着前臂外侧后缘，经尺骨鹰嘴与肱骨内上髁之间，沿上臂外侧后缘，到达肩关节，绕行肩胛部，交会于大椎

上脘
中脘

小肠

12　小海

支正

5

《灵枢·经脉》：小肠手太阳之脉，起于小指之端，循手外侧上腕，出踝中，直上循臂骨下廉，出肘内侧两骨之间，上循臑外后廉，出肩解，绕肩胛，交肩上，入缺盆，络心，循咽下膈，抵胃，属小肠。其支者，从缺盆循颈，上颊，至目锐眦，却入耳中。其支者：别颊上䪼，抵鼻，至目内眦（斜络于颧）。

1
0
养老
阳谷
腕骨

1.手太阳小肠经，起于手小指尺侧端，沿着手背外侧至腕部，到达尺骨茎突前

后溪
前谷

少泽

1. 本经腧穴主治概要

头面五官病、热病、神志病及经脉循行部位的其他病证。

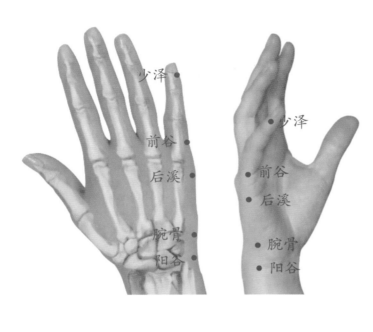

2. 腧穴定位与主治

（1）少泽（Shàozé，SI1）井穴

【定位】在手指，小指末节尺侧，指甲根角侧上方0.1寸（指寸）。

【主治】①乳痈、乳少等乳疾；②昏迷、热病等急症、热证；③头痛、目翳、咽喉肿痛等头面五官病证。

（2）前谷（Qiángǔ，SI2）荥穴

【定位】在手指，第5掌指关节尺侧远端赤白肉际凹陷中。

【主治】①热病；②乳痈，乳少；③头痛、目痛、耳鸣、咽喉肿痛等头面五官病证。

（3）后溪（Hòuxī，SI3）　输穴；八脉交会穴（通督脉）

【定位】在手内侧，第5掌指关节尺侧近端赤白肉际凹陷中。

【主治】①头项强痛、腰背痛、手指及肘臂挛痛等痛证；②耳聋，目赤；③癫狂痫；④疟疾。

（4）腕骨（Wàngǔ，SI4）　原穴

【定位】在腕区，第5掌骨底与三角骨之间的赤白肉际凹陷中。

【主治】①指挛腕痛，头项强痛；②目翳；③黄疸；④热病，疟疾。

（5）阳谷（Yánggǔ，SI5）　经穴

【定位】在腕后区，尺骨茎突与三角骨之间的凹陷中。

【主治】①颈颌肿、臂外侧痛、腕痛等痛证；②头痛、目眩、耳鸣、耳聋等头面五官病证；③热病；④癫狂痫。

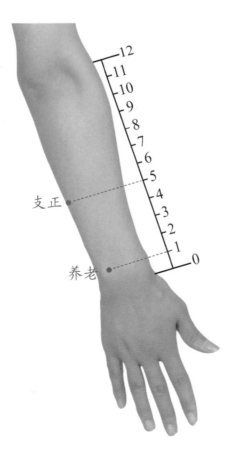

（6）养老（Yǎnglǎo, SI6）　郄穴

【定位】在前臂后区，腕背横纹上 1 寸，尺骨头桡侧凹陷中。

【主治】①目视不明；②肩、背、肘、臂酸痛。

（7）支正（Zhīzhèng, SI7）　络穴

【定位】在前臂后区，腕背侧远端横纹上 5 寸，尺骨尺侧与尺侧腕屈肌腱之间。

【主治】①头痛，项强，肘臂酸痛；②热病；③癫狂；④疣症。

（8）小海（Xiǎohǎi, SI8）　合穴

【定位】在肘后区，尺骨鹰嘴与肱骨内上髁之间凹陷中。

【主治】①肘臂疼痛，麻木；②癫痫。

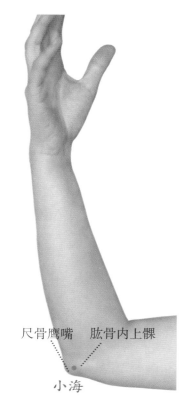

尺骨鹰嘴　　肱骨内上髁

小海

（9）肩贞（Jiānzhēn, SI9）

【定位】在肩胛区，肩关节后下方，腋后纹头直上 1 寸。

【主治】①肩臂疼痛，上肢不遂；②瘰疬。

（10）臑俞（Nàoshù, SI10）

【定位】在肩胛区，腋后纹头直上，肩胛冈下缘凹陷中。

【主治】①肩臂疼痛，肩不举；②瘰疬。

（11）天宗（Tiānzōng, SI11）

【定位】在肩胛区，肩胛冈中点与肩胛骨下角联线上 1/3 与下 2/3 交点凹陷中。

【主治】①肩胛疼痛、肩背部损伤等局部病证；②气喘。

（12）秉风（Bǐngfēng, SI12）

【定位】在肩胛区，肩胛冈中点上方冈上窝中。

【主治】肩胛疼痛、上肢酸麻等肩胛、上肢病证。

（13）曲垣（Qūyuán, SI13）

【定位】在肩胛区，肩胛冈内侧端上缘凹陷中。

【主治】肩胛疼痛。

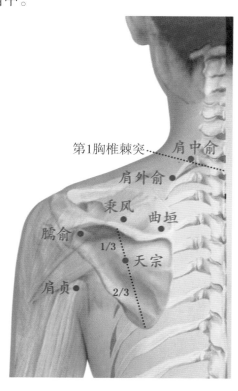

第1胸椎棘突　　　肩中俞

肩外俞

秉风　　曲垣

臑俞

1/3　　天宗

肩贞　　2/3

（14）肩外俞（Jiānwàishù, SI14）

【定位】在脊柱区，第1胸椎棘突下，后正中线旁开 3 寸。

【主治】肩背疼痛、颈项强急等肩背、颈项痹证。

（15）肩中俞（Jiānzhōngshù，SI15）

【定位】在脊柱区，第7颈椎棘突下，后正中线旁开2寸。

【主治】①咳嗽，气喘；②肩臂疼痛。

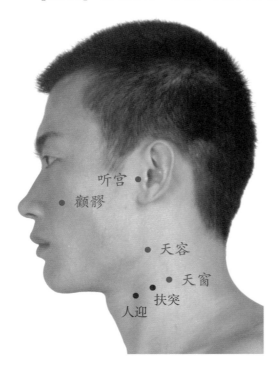

（16）天窗（Tiānchuāng，SI16）

【定位】在颈部，横平喉结，胸锁乳突肌后缘。

【主治】①耳鸣、耳聋、咽喉肿痛、暴喑等五官病证；②颈项强痛。

（17）天容（Tiānróng，SI17）

【定位】在颈部，下颌角后方，胸锁乳突肌的前缘凹陷中。

【主治】①耳鸣、耳聋、咽喉肿痛等五官病证；②头痛，颈项强痛。

（18）颧髎（Quánliáo，SI18）

【定位】在面部，颧骨下缘，目外眦直下凹陷中。

【主治】口眼歪斜、眼睑眮动、齿痛、三叉神经痛等面部病证。

（19）听宫（Tīnggōng，SI19）

【定位】在面部，耳屏正中与下颌骨髁状突之间的凹陷中。

【主治】①耳鸣、耳聋、聤耳等耳疾；②齿痛。

3. 刺灸注意事项

（1）少泽　井穴（涌泉除外）浅刺0.1寸或点刺出血。孕妇慎用。

（2）前谷~小海　上肢穴位直刺，不同部位进针深度不同。

（3）肩贞、臑俞　直刺，不宜向胸侧深刺。

（4）天宗、秉风　直刺或斜刺0.5~1寸；遇到阻力不可强行进针。

（5）曲垣　直刺或斜刺0.5~1寸；宜向锁骨上窝上方刺，不宜向胸部深刺。

（6）肩外俞、肩中俞　向上斜刺0.5~0.8寸；不宜深刺。

（7）天窗、天容　直刺0.5~1寸，注意避开血管。

（8）颧髎　直刺或斜刺均可。

（9）听宫　张口，直刺1~1.5寸。留针时应保持一定的张口姿势。

（七）足太阳膀胱经及穴位

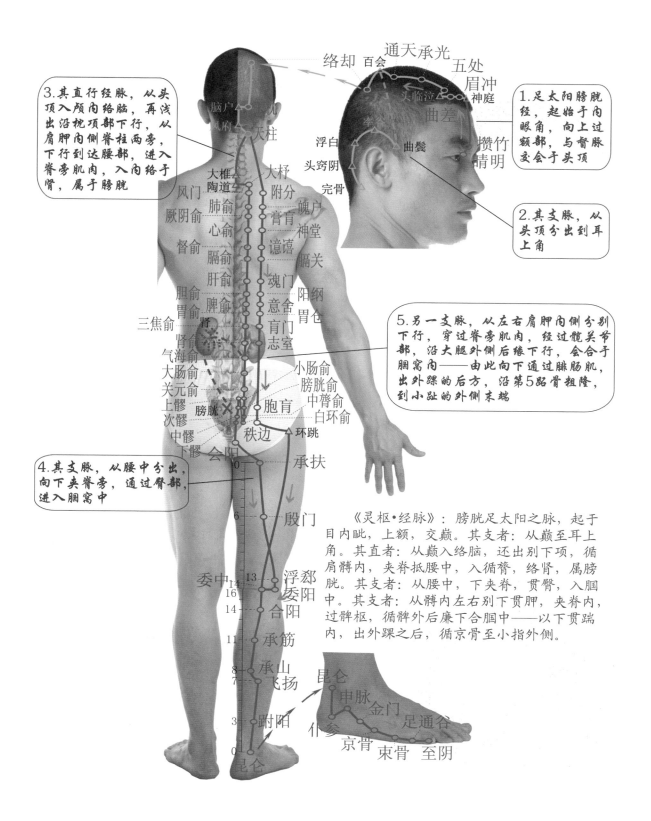

3.其直行经脉，从头顶入颅内络脑，再浅出沿枕项部下行，从肩胛内侧脊柱两旁，下行到达腰部，进入脊旁肌肉，入内络于肾，属于膀胱

1.足太阳膀胱经，起始于内眼角，向上过额部，与督脉交会于头顶

2.其支脉，从头顶分出到耳上角

5.另一支脉，从左右肩胛内侧分别下行，穿过脊旁肌肉，经过髋关节部，沿大腿外侧后缘下行，会合于腘窝内——由此向下通过腓肠肌，出外踝的后方，沿第5跖骨粗隆，到小趾的外侧末端

4.其支脉，从腰中分出，向下夹脊旁，通过臀部，进入腘窝中

《灵枢·经脉》：膀胱足太阳之脉，起于目内眦，上额，交巅。其支者：从巅至耳上角。其直者：从巅入络脑，还出别下项，循肩髆内，夹脊抵腰中，入循膂，络肾，属膀胱。其支者：从腰中，下夹脊，贯臀，入腘中。其支者：从髆内左右别下贯胛，夹脊内，过髀枢，循髀外后廉下合腘中——以下贯踹内，出外踝之后，循京骨至小指外侧。

络却　百会　通天　承光　五处　眉冲　神庭　头临泣　曲差　攒竹　睛明　浮白　曲鬓　头窍阴　脑户　玉枕　风府　天柱　完骨　大椎　大杼　陶道　附分　风门　肺俞　魄户　膏肓　厥阴俞　神堂　心俞　譩譆　督俞　膈关　膈俞　魂门　肝俞　阳纲　胆俞　意舍　脾俞　胃仓　胃俞　肓门　三焦俞　志室　肾俞　气海俞　大肠俞　关元俞　小肠俞　膀胱俞　中膂俞　白环俞　胞肓　上髎　次髎　中髎　下髎　会阳　秩边　环跳　膀胱　承扶　殷门　委中　浮郄　委阳　合阳　承筋　承山　飞扬　跗阳　昆仑　申脉　金门　足通谷　京骨　束骨　至阴　仆参

1. 本经腧穴主治概要

（1）外经病　头面五官病，项、背、腰、下肢病证。

（2）脏腑病　位于背部两条侧线的背俞穴及其他腧穴主治相应的脏腑病证和有关的组织器官病证。

（3）神志病。

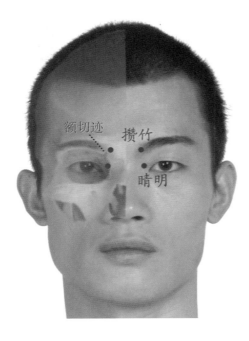

2. 腧穴定位与主治

（1）睛明（Jīngmíng，BL1）

【定位】在面部，目内眦内上方眶内侧壁凹陷中。

【主治】①目赤肿痛、流泪、视物不明、目眩、近视、夜盲、色盲等目疾；②急性腰扭伤、坐骨神经痛；③心悸，怔忡。

（2）攒竹（Cuánzhú，BL2）

【定位】在面部，眉头凹陷中，额切迹处。

【主治】①头痛，眉棱骨痛；②眼睑眴动、眼睑下垂、口眼歪斜、目视不明、目赤肿痛、流泪等目部病证；③呃逆。

（3）眉冲（Méichōng，BL3）

【定位】在头部，额切迹直上入发际0.5寸。

【主治】①头痛，目眩；②鼻塞，鼻衄；③癫痫。

（4）曲差（Qūchā，BL4）

【定位】在头部，前发际正中直上0.5寸，旁开1.5寸。

【主治】①头痛，目眩；②鼻塞，鼻衄。

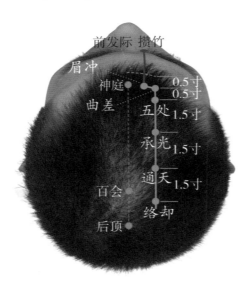

（5）五处（Wǔchù，BL5）

【定位】在头部，前发际正中直上1寸，旁开1.5寸。

【主治】①头痛，目眩；②癫痫。

（6）承光（Chéngguāng，BL6）

【定位】在头部，前发际正中直上2.5寸，旁开1.5寸。

【主治】①头痛，目眩；②鼻塞；③热病。

（7）通天（Tōngtiān，BL7）

【定位】在头部，前发际正中直上4寸，旁开1.5寸。

【主治】①头痛，眩晕；②鼻塞、鼻衄、鼻渊等鼻部疾病。

（8）络却（Luòquè，BL8）

【定位】在头部，前发际正中直上 5.5 寸，旁开 1.5 寸。

【主治】①头晕；②目视不明，耳鸣。

（9）玉枕（Yùzhěn，BL9）

【定位】在头部，横平枕外隆凸上缘，后发际正中旁开 1.3 寸。

【主治】①头项痛，目痛；②鼻塞。

（10）天柱（Tiānzhù，BL10）

【定位】在颈后区，横平第 2 颈椎棘突上际，斜方肌外缘凹陷中。

【主治】①后头痛、项强、肩背腰痛等痹证；②鼻塞；③癫狂痫；④热病。

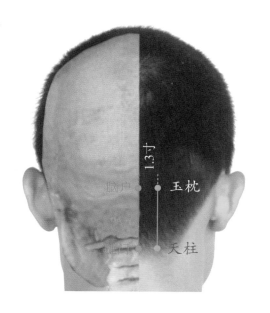

（11）大杼（Dàzhù，BL11）　八会穴之骨会

【定位】在脊柱区，第 1 胸椎棘突下，后正中线旁开 1.5 寸。

【主治】①咳嗽，发热；②项强，肩背痛。

（12）风门（Fēngmén，BL12）

【定位】在脊柱区，第 2 胸椎棘突下，后正中线旁开 1.5 寸。

【主治】①感冒、咳嗽、发热、头痛等外感病证；②项强，胸背痛。

（13）肺俞（Fèishù，BL13）　肺之背俞穴

【定位】在脊柱区，第 3 胸椎棘突下，后正中线旁开 1.5 寸。

【主治】①咳嗽、气喘、咯血等肺疾；②骨蒸潮热、盗汗等阴虚病证；③瘙痒、隐疹等皮肤病。

（14）厥阴俞（Juéyīnshù，BL14）心包之背俞穴

【定位】在脊柱区，第 4 胸椎棘突

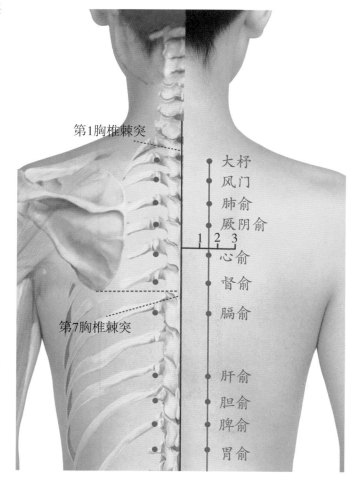

下，后正中线旁开 1.5 寸。

【主治】①心痛，心悸；②咳嗽，胸闷；③呕吐。

（15）心俞（Xīnshù，BL15）　心之背俞穴

【定位】在脊柱区，第 5 胸椎棘突下，后正中线旁开 1.5 寸。

【主治】①心痛、心悸、失眠、健忘、癫痫等心与神志病变；②咳嗽，吐血；③盗汗，遗精。

（16）督俞（Dūshù，BL16）

【定位】在脊柱区，第 6 胸椎棘突下，后正中线旁开 1.5 寸。

【主治】①心痛，胸闷；②寒热，气喘；③腹胀、腹痛、肠鸣、呃逆等胃肠病证。

（17）膈俞（Géshù，BL17）　八会穴之血会

【定位】在脊柱区，第 7 胸椎棘突下，后正中线旁开 1.5 寸。

【主治】①各种血证；②呕吐、呃逆、气喘等上逆之证；③隐疹，皮肤瘙痒；④潮热、盗汗。

（18）肝俞（Gānshù，BL18）　肝之背俞穴

【定位】在脊柱区，第 9 胸椎棘突下，后正中线旁开 1.5 寸。

【主治】①胁痛、黄疸等肝胆疾病；②目赤、目视不明、夜盲、迎风流泪等目疾；③癫狂痫；④脊背痛。

（19）胆俞（Dǎnshù，BL19）　胆之背俞穴

【定位】在脊柱区，第 10 胸椎棘突下，后正中线旁开 1.5 寸。

【主治】①胁痛、黄疸等肝胆疾病；②肺痨，潮热。

（20）脾俞（Píshù，BL20）　脾之背俞穴

【定位】在脊柱区，第 11 胸椎棘突下，后正中线旁开 1.5 寸。

【主治】①腹胀、纳呆、呕吐、腹泻、痢疾、便血、水肿等脾胃肠腑疾病；②背痛。

（21）胃俞（Wèishù，BL21）　胃之背俞穴

【定位】在脊柱区，第 12 胸椎棘突下，后正中线旁开 1.5 寸。

【主治】胃脘痛、呕吐、腹胀、肠鸣等胃疾。

（22）三焦俞（Sānjiāoshù，BL22）　三焦之背俞穴

【定位】在脊柱区，第 1 腰椎棘突下，后正中线旁开 1.5 寸。

【主治】①呕吐、腹胀、腹泻、痢疾、肠鸣等脾胃肠腑疾病；②小便不利、水肿等三焦气化不利病证；③腰背强痛。

（23）肾俞（Shènshù，BL23）　肾之背俞穴

【定位】在脊柱区，第 2 腰椎棘突下，后正中线旁开 1.5 寸。

【主治】①头晕、耳聋、耳鸣、腰酸痛等肾虚病证；②遗尿、遗精、阳痿、早泄、不

育等生殖泌尿系疾患；③月经不调、带下、不孕等妇科病证。

（24）气海俞（Qìhǎishù，BL24）

【定位】在脊柱区，第 3 腰椎棘突下，后正中线旁开 1.5 寸。

【主治】①肠鸣腹胀；②痛经；③腰痛。

（25）大肠俞（Dàchángshù，BL25）

大肠之背俞穴

【定位】在脊柱区，第 4 腰椎棘突下，后正中线旁开 1.5 寸。

【主治】①腰腿痛；②腹胀、腹泻、便秘等胃肠病证。

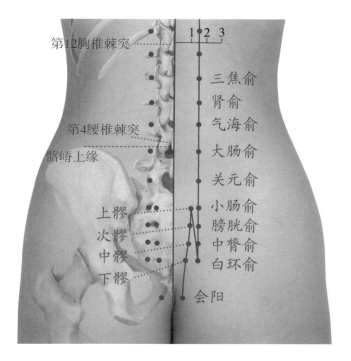

（26）关元俞（Guānyuánshù，BL26）

【定位】在脊柱区，第 5 腰椎棘突下，后正中线旁开 1.5 寸。

【主治】①腹胀，腹泻；②腰骶痛；③小便频数或不利，遗尿。

（27）小肠俞（Xiǎochángshù，BL27）　　小肠之背俞穴

【定位】在骶区，横平第 1 骶后孔，骶正中嵴旁开 1.5 寸。

【主治】①遗尿、遗精、尿血、尿痛、带下等泌尿生殖系疾患；②腹泻，痢疾；③疝气；④腰骶痛。

（28）膀胱俞（Pángguāngshù，BL28）　　膀胱之背俞穴

【定位】在骶区，横平第 2 骶后孔，骶正中嵴旁开 1.5 寸。

【主治】①小便不利、遗尿等膀胱气化功能失调病证；②腰骶痛；③腹泻，便秘。

（29）中膂俞（Zhōnglǚshù，BL29）

【定位】在骶区，横平第 3 骶后孔，骶正中嵴旁开 1.5 寸。

【主治】①腹泻；②疝气；③腰骶痛。

（30）白环俞（Báihuánshù，BL30）

【定位】在骶区，横平第 4 骶后孔，骶正中嵴旁开 1.5 寸。

【主治】①遗尿，遗精；②月经不调，带下；③疝气；④腰骶痛。

（31）上髎（Shàngliáo，BL31）

【定位】在骶区，正对第 1 骶后孔中。

【主治】①大小便不利；②月经不调、带下、阴挺等妇科病证；③遗精，阳痿；④腰骶痛。

（32）次髎（Cìliáo，BL32）

【定位】在骶区，正对第 2 骶后孔中。

【主治】①月经不调、痛经、带下等妇科病证；②小便不利；③遗精；④疝气；⑤腰骶痛，下肢痿痹。

（33）中髎（Zhōngliáo，BL33）

【定位】在骶区，正对第 3 骶后孔中。

【主治】①便秘，腹泻；②小便不利；③月经不调，带下；④腰骶痛。

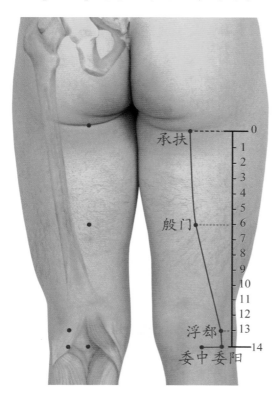

（34）下髎（Xiàliáo，BL34）

【定位】在骶区，正对第 4 骶后孔中。

【主治】①便秘，腹痛；②小便不利；③带下；④腰骶痛。

（35）会阳（Huìyáng，BL35）

【定位】在骶区，尾骨端旁开 0.5 寸。

【主治】①痔疾，腹泻；②阳痿；③带下。

（36）承扶（Chéngfú，BL36）

【定位】在股后区，臀沟的中点。

【主治】①腰、骶、臀、股部疼痛；②痔疾。

（37）殷门（Yīnmén，BL37）

【定位】在股后区，臀沟下 6 寸，股二头肌与半腱肌之间。

【主治】腰痛，下肢痿痹。

（38）浮郄（Fúxì，BL38）

【定位】在膝后区，腘横纹上 1 寸，股二头肌腱的内侧缘。

【主治】①股腘部疼痛、麻木；②便秘。

（39）委阳（Wěiyáng，BL39）　三焦之下合穴

【定位】在膝部，腘横纹上，股二头肌腱的内侧缘。

【主治】①腹满，小便不利；②腰脊强痛，腿足挛痛。

（40）委中（Wěizhōng，BL40）　合穴；膀胱之下合穴

【定位】在膝后区，腘横纹中点。

【主治】①腰背痛、下肢痿痹等腰及下肢病证；②腹痛，急性吐泻；③小便不利，遗尿；④丹毒。

（41）附分（Fùfēn，BL41）

【定位】在脊柱区，第 2 胸椎棘突下，后正中线旁开 3 寸。

【主治】颈项强痛、肩背拘急、肘臂麻木等痹证。

（42）魄户（Pòhù，BL42）

【定位】在脊柱区，第 3 胸椎棘突下，后正中线旁开 3 寸。

【主治】①咳嗽、气喘、肺痨等肺疾；②项强，肩背痛。

（43）膏肓（Gāohuāng，BL43）

【定位】在脊柱区，第 4 胸椎棘突下，后正中线旁开 3 寸。

【主治】①咳嗽、气喘、肺痨等肺之虚损证；②肩胛痛；③健忘、遗精、盗汗等虚劳诸疾。

（44）神堂（Shéntáng，BL44）

【定位】在脊柱区，第 5 胸椎棘突下，后正中线旁开 3 寸。

【主治】①咳嗽、气喘、胸闷等肺胸病证；②脊背强痛。

（45）譩譆（Yìxǐ，BL45）

【定位】第 6 胸椎棘突下，后正中线旁开 3 寸。

【主治】①咳嗽，气喘；②肩背痛；③疟疾，热病。

（46）膈关（Géguān，BL46）

【定位】在脊柱区，第 7 胸椎棘突下，后正中线旁开 3 寸。

【主治】①胸闷、嗳气、呕吐等气上逆之病证；②脊背强痛。

（47）魂门（Húnmén，BL47）

【定位】在脊柱区，第 9 胸椎棘突下，后正中线旁开 3 寸。

【主治】①胸胁痛，背痛；②呕吐，腹泻。

（48）阳纲（Yánggāng，BL48）

【定位】在脊柱区，第 10 胸椎棘突下，后正中线旁开 3 寸。

【主治】①肠鸣、腹痛、腹泻等胃肠病证；②黄疸；③消渴。

（49）意舍（Yìshè，BL49）

【定位】在脊柱区，第 11 胸椎棘突下，后正中线旁开 3 寸。

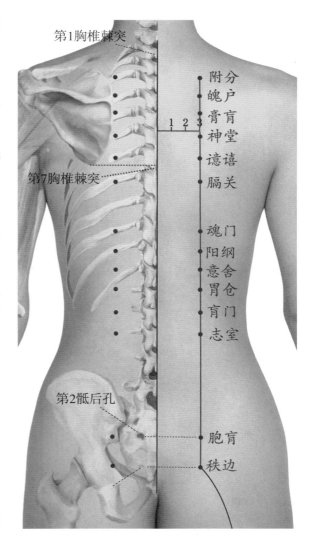

【主治】腹胀、肠鸣、呕吐、腹泻等胃肠病证。

（50）胃仓（Wèicāng，BL50）

【定位】在脊柱区，第 12 胸椎棘突下，后正中线旁开 3 寸。

【主治】①胃脘痛、腹胀、小儿食积等脾胃病证；②水肿；③背脊痛。

（51）肓门（Huāngmén，BL51）

【定位】在腰区，第 1 腰椎棘突下，后正中线旁开 3 寸。

【主治】①腹痛、痞块、便秘等腹部疾患；②乳疾。

（52）志室（Zhìshǐ，BL52）

【定位】在腰区，第 2 腰椎棘突下，后正中线旁开 3 寸。

【主治】①遗精、阳痿等肾虚病证；②小便不利，水肿；③腰脊强痛。

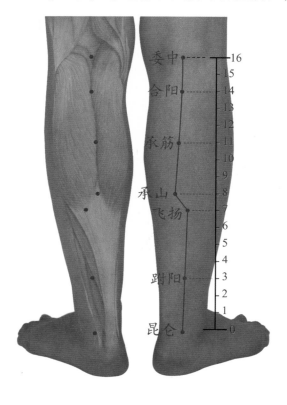

（53）胞肓（Bāohuāng，BL53）

【定位】在骶区，横平第 2 骶后孔，骶正中嵴旁开 3 寸。

【主治】①肠鸣、腹胀、便秘等胃肠病证；②癃闭；③腰脊强痛。

（54）秩边（Zhìbiān，BL54）

【定位】在骶区，横平第 4 骶后孔，骶正中嵴旁开 3 寸。

【主治】①腰骶痛、下肢痿痹等腰及下肢病证；②小便不利；③便秘，痔疾；④阴痛。

（55）合阳（Héyáng，BL55）

【定位】在小腿后区，腘横纹下 2 寸，腓肠肌内、外侧头之间。

【主治】①腰脊强痛，下肢痿痹；②疝气；③崩漏。

（56）承筋（Chéngjīn，BL56）

【定位】在小腿后区，腘横纹下 5 寸，腓肠肌两肌腹之间。

【主治】①腰腿拘急、疼痛；②痔疾。

（57）承山（Chéngshān，BL57）

【定位】在小腿后区，腓肠肌两肌腹与肌腱交角处。

【主治】①腰腿拘急、疼痛；②痔疾，便秘。

（58）飞扬（Fēiyáng，BL58）　络穴

【定位】在小腿后区，昆仑直上 7 寸，腓肠肌外下缘与跟腱移行处。

【主治】①头痛，目眩；②腰腿疼痛；③痔疾。

（59）跗阳（Fūyáng，BL59）　　阳跷脉郄穴

【定位】在小腿后区，昆仑直上3寸，腓骨与跟腱之间。

【主治】①腰骶痛、下肢痿痹、外踝肿痛等腰、下肢痹证；②头痛。

（60）昆仑（Kūnlún，BL60）　　经穴

【定位】在踝区，外踝尖与跟腱的凹陷中。

【主治】①后头痛、项强、腰骶疼痛、足踝肿痛等痛证；②癫痫；③滞产。

（61）仆参（Púcān，BL61）

【定位】在跟区，昆仑直下，跟骨外侧，赤白肉际处。

【主治】①下肢痿痹，足跟痛；②癫痫。

（62）申脉（Shēnmài，BL62）　　八脉交会穴（通阳跷脉）

【定位】在踝区，外踝尖直下，外踝下缘与跟骨之凹陷中。

【主治】①头痛，眩晕；②癫狂痫证、失眠等神志疾患；③腰腿酸痛。

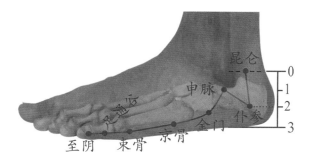

（63）金门（Jīnmén，BL63）　　郄穴

【定位】在足背，外踝前缘直下，第5跖骨粗隆后方，骰骨下缘凹陷中。

【主治】①头痛、项强、腰痛、外踝痛等痛证；②癫痫；③小儿惊风。

（64）京骨（Jīnggǔ，BL64）　　原穴

【定位】在跖区，第5跖骨粗隆前下方，赤白肉际处。

【主治】①头痛，项强；②腰腿痛；③癫痫。

（65）束骨（Shùgǔ，BL65）　　输穴

【定位】在跖区，第5跖趾关节的近端，赤白肉际处。

【主治】①头痛、项强、目眩等头部疾患；②腰腿痛；③癫狂。

（66）足通谷（Zútōnggǔ，BL66）　　荥穴

【定位】在足趾，第5跖趾关节的远端，赤白肉际处。

【主治】①头痛，项强；②鼻衄；③癫狂。

（67）至阴（Zhìyīn，BL67）　　井穴

【定位】在足趾，小趾末节外侧，趾甲根脚侧后方0.1寸（指寸）。

【主治】①胎位不正，滞产；②头痛，目痛；③鼻塞，鼻衄。

3. 刺灸注意事项

（1）睛明　嘱患者闭目，医者左手轻推眼球向外侧固定，右手缓慢进针，紧靠眶缘直刺 0.5~1 寸。遇到阻力时，不宜强行进针，应改变进针方向或退针。不捻转，不提插（或只轻微地捻转和提插）。出针后按压针孔片刻，以防出血。针具宜细，消毒宜严。禁灸。

（2）攒竹　可向眉中或向眼眶内缘平刺或斜刺 0.5~0.8 寸。禁灸。

（3）眉冲~玉枕　头部穴位平刺 0.3~0.5 寸。

（4）天柱　直刺或斜刺 0.5~0.8 寸，不可向内上方深刺，以免伤及延髓。

（5）大杼~胃俞　膀胱经第一侧线上背部的穴位可向上或向内斜刺 0.5~0.8 寸。不宜深刺，以免伤及内部重要脏器。

（6）三焦俞~关元俞　膀胱经第一侧线上腰部的穴位可直刺 0.5~1 寸。

（7）小肠俞~白环俞　膀胱经第一侧线上骶部的穴位可直刺或斜刺 0.8~1.2 寸。

（8）上髎~下髎　八髎穴直刺 1~1.5 寸。

（9）会阳　在尾骨旁可直刺 1~1.5 寸。

（10）承扶~委中　下肢穴位直刺，不同部位进针深度不同。

（11）附分~志室　膀胱经第二侧线上背腰部的穴位可向上斜刺 0.5~0.8 寸。

（12）胞肓　膀胱经第二侧线上骶部的穴位可直刺 1~1.5 寸。

（13）秩边~足通谷　臀部及下肢穴位直刺，不同部位进针深度不同。

（14）至阴　井穴（涌泉除外）浅刺 0.1 寸。胎位不正用灸法。

（八）足少阴肾经及穴位

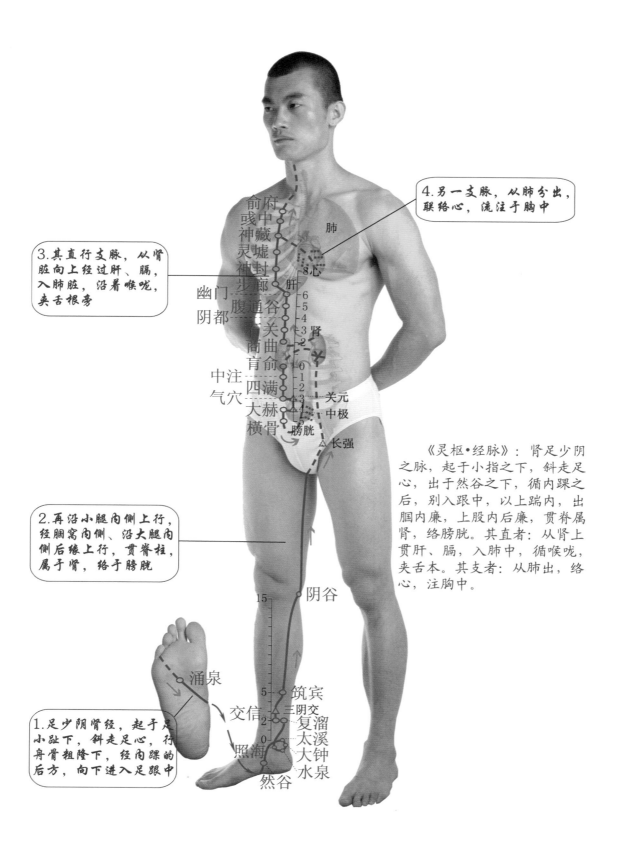

4.另一支脉，从肺分出，联络心，流注于胸中

3.其直行支脉，从肾脏向上经过肝、膈，入肺脏，沿着喉咙，夹舌根旁

2.再沿小腿内侧上行，经腘窝内侧、沿大腿内侧后缘上行，贯脊柱，属于肾，络于膀胱

1.足少阴肾经，起于足小趾下，斜走足心，行舟骨粗隆下，经内踝的后方，向下进入足跟中

《灵枢·经脉》：肾足少阴之脉，起于小指之下，斜走足心，出于然谷之下，循内踝之后，别入跟中，以上踹内，出腘内廉，上股内后廉，贯脊属肾，络膀胱。其直者：从肾上贯肝、膈，入肺中，循喉咙，夹舌本。其支者：从肺出，络心，注胸中。

俞府 中 或中 藏 神 墟 灵封 步廊 神 幽门 腹通谷 阴都 上 关曲 育 商俞 中注 四满 气穴 大赫 横骨 膀胱 长强 肺 肝 肾 关元 中极
阴谷 涌泉 筑宾 交信 三阴交 复溜 太溪 照海 大钟 水泉 然谷

1. 本经腧穴主治概要

（1）头和五官病证　头痛，目眩，咽喉肿痛，齿痛，耳聋，耳鸣等。

（2）妇科病，前阴病　月经不调，遗精，阳痿，小便频数等。

（3）经脉循行部位的其他病证　下肢厥冷，内踝肿痛等。

2. 腧穴定位与主治

（1）涌泉（Yǒngquán，KI1）　井穴

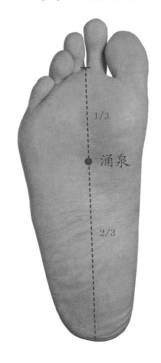

【定位】在足底，屈足卷趾时足心最凹陷中。

【主治】①晕厥、中暑、小儿惊风、癫狂病等急症及神志病证；②头痛，头晕，目眩，失眠；③咯血、咽喉肿痛、喉痹等肺系病证；④大便难，小便不利；⑤奔豚气；⑥足心热。

（2）然谷（Rángǔ，KI2）　荥穴

【定位】在足内侧，足舟骨粗隆下方，赤白肉际处。

【主治】①月经不调、阴挺、阴痒、白浊等妇科病证；②遗精、阳痿、小便不利等泌尿生殖系疾患；③咯血，咽喉肿痛；④消渴；⑤腹泻；⑥小儿脐风，口噤。

（3）太溪（Tàixī，KI3）　输穴；原穴

【定位】在踝区，内踝尖与跟腱之间的凹陷中。

【主治】①头痛、目眩、失眠、健忘、遗精、阳痿等肾虚证；②咽喉肿痛、齿痛、耳鸣、耳聋等阴虚性五官病证；③咳嗽、气喘、咯血、胸痛等肺部疾患；④消渴，小便频数，便秘；⑤月经不调；⑥腰脊痛，下肢厥冷。

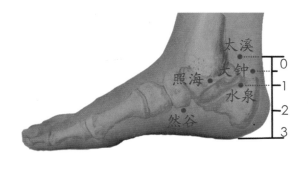

（4）大钟（Dàzhōng，KI4）　络穴

【定位】在跟区，内踝后下方，跟骨上缘，跟腱附着部前缘凹陷中。

【主治】①痴呆；②癃闭，遗尿，便秘；③月经不调；④咯血，气喘；⑤腰脊强痛，足跟痛。

（5）水泉（Shuǐquán，KI5）　郄穴

【定位】在跟区，太溪直下1寸，跟骨结节内侧凹陷中。

【主治】①月经不调、痛经、经闭、阴挺等妇科病证；②小便不利。

（6）照海（Zhàohǎi，KI6）　八脉交会穴（通阴跷脉）

【定位】在踝区，内踝尖下1寸，内踝下缘边际凹陷中。

【主治】①失眠、癫痫等精神、神志疾患；②咽喉干痛、目赤肿痛等五官热性疾患；③月经不调、带下、阴挺等妇科病证；④小便频数，癃闭。

（7）复溜（Fùliū，KI7）　经穴

【定位】在小腿内侧，内踝尖上2寸，跟腱的前缘。

【主治】①水肿、汗证（无汗或多汗）等津液输布失调病证；②腹胀、腹泻等胃肠病证；③腰脊强痛，下肢痿痹。

（8）交信（Jiāoxìn，KI8）　阴跷脉之郄穴

【定位】在小腿内侧，内踝尖上2寸，胫骨内侧缘后际凹陷中。

【主治】①月经不调、崩漏、阴挺等妇科病证；②疝气；③五淋；④腹泻、便秘、痢疾等胃肠病证。

（9）筑宾（Zhùbīn，KI9）　阴维脉之郄穴

【定位】在小腿内侧，太溪直上5寸，比目鱼肌与跟腱之间。

【主治】①癫狂；②疝气；③呕吐涎沫，吐舌；④小腿内侧痛。

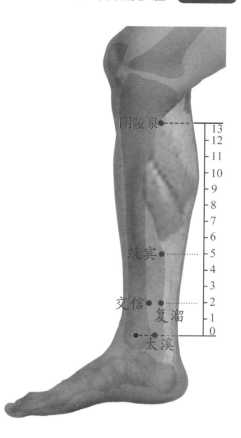

（10）阴谷（Yīngǔ，KI10）　合穴

【定位】在膝后区，腘横纹上，半腱肌肌腱外侧缘。

【主治】①癫狂；②阳痿、小便不利、月经不调、崩漏等泌尿生殖系疾患；③膝股内侧痛。

（11）横骨（Hénggǔ，KI11）

【定位】在下腹部，脐中下5寸，前正中线旁开0.5寸。

【主治】①少腹胀痛；②小便不利、遗尿、遗精等泌尿生殖系疾患；③疝气。

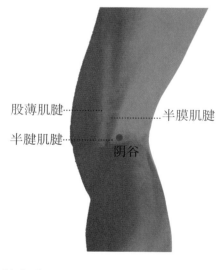

（12）大赫（Dàhè，KI12）

【定位】在下腹部，脐中下4寸，前正中线旁开0.5寸。

【主治】①遗精、阳痿等男科疾患；②阴挺、带下等妇科疾患。

（13）气穴（Qìxué，KI13）

【定位】在下腹部，脐中下3寸，前正中线旁开0.5寸。

【主治】①奔豚气；②月经不调，带下；③小便不利；④腹泻。

（14）四满（Sìmǎn，KI14）

【定位】在下腹部，脐中下2寸，前正中线旁开0.5寸。

【主治】①月经不调、崩漏、带下、产后恶露不尽等妇科病证；②遗精，遗尿；③小腹痛，脐下积、聚、疝、瘕等腹部疾患；④便秘，水肿。

（15）中注（Zhōngzhù，KI15）

【定位】在下腹部，脐中下1寸，前正中线旁开0.5寸。

【主治】①月经不调；②腹痛、便秘、腹泻等胃肠疾患。

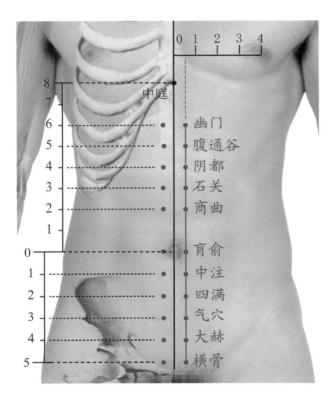

（16）肓俞（Huāngshù，KI16）

【定位】在腹部，脐中旁开0.5寸。

【主治】①腹痛、腹胀、腹泻、便秘等胃肠病证；②月经不调；③疝气。

（17）商曲（Shēngqū，KI17）

【定位】在上腹部，脐中上2寸，前正中线旁开0.5寸。

【主治】①胃痛、腹痛、便秘、腹泻等胃肠疾患；②腹中积聚。

（18）石关（Shíguān，KI18）

【定位】在上腹部，脐中上3寸，前正中线旁开0.5寸。

【主治】①胃痛、呕吐、腹痛、腹胀、便秘等胃肠疾患；②不孕。

（19）阴都（Yīndū，KI19）

【定位】在上腹部，脐中上4寸，前正中线旁开0.5寸。

【主治】胃痛、腹胀、便秘等胃肠疾患。

（20）腹通谷（Fùtōnggǔ，KI20）

【定位】在上腹部，脐中上5寸，前正中线旁开0.5寸。

【主治】①胃痛、呕吐、腹痛、腹胀等胃肠疾患；②心痛、心悸、胸闷等心胸疾患。

（21）幽门（Yōumén，KI21）

【定位】在上腹部，脐中上6寸，前正中线旁开0.5寸。

【主治】善哕、呕吐、腹痛、腹胀、腹泻等胃肠疾患。

（22）步廊（Bùláng，KI22）

【定位】在胸部，第5肋间隙，前正中线旁开2寸。

【主治】①胸痛、咳嗽、气喘等胸肺疾患；②乳痈。

（23）神封（Shénfēng，KI23）

【定位】在胸部，第4肋间隙，前正中线旁开2寸。

【主治】①胸胁支满、咳嗽、气喘等胸肺疾患；②乳痈；③呕吐，不嗜食。

（24）灵墟（Língxū，KI24）

【定位】在胸部，第3肋间隙，前正中线旁开2寸。

【主治】①胸胁支满、咳嗽、气喘等胸肺疾患；②乳痈；③呕吐。

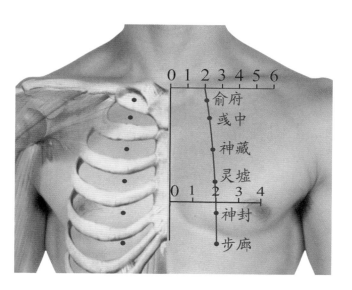

（25）神藏（Shéncáng，KI25）

【定位】在胸部，第2肋间隙，前正中线旁开2寸。

【主治】①胸胁支满、咳嗽、气喘等胸肺疾患；②呕吐，不嗜食。

（26）彧中（Yùzhōng，KI26）

【定位】在胸部，第1肋间隙，前正中线旁开2寸。

【主治】胸胁支满、咳嗽、气喘痰涌等肺系疾患。

（27）俞府（Shùfǔ，KI27）

【定位】在胸部，锁骨下缘，前正中线旁开2寸。

【主治】咳嗽、气喘、胸痛等胸肺疾患。

3. 刺灸注意事项

（1）涌泉～阴谷　下肢穴位直刺，不同部位进针深度不同。

（2）横骨～幽门　腹部穴位直刺，缓慢进针，少提插，可捻转。

（3）步廊～俞府　胸部穴位斜刺或沿肋间平刺0.5～0.8寸。不可深刺，以免伤及心、肺。

（九）手厥阴心包经及穴位

《灵枢·经脉》：心主手厥阴心包络之脉，起于胸中，出属心包络，下膈，历络三焦。其支者，循胸出胁，下腋三寸，上抵腋下，循臑内，行太阴、少阴之间，入肘中，下臂，行两筋之间，入掌中，循中指，出其端。其支者，别掌中，循小指次指出其端。

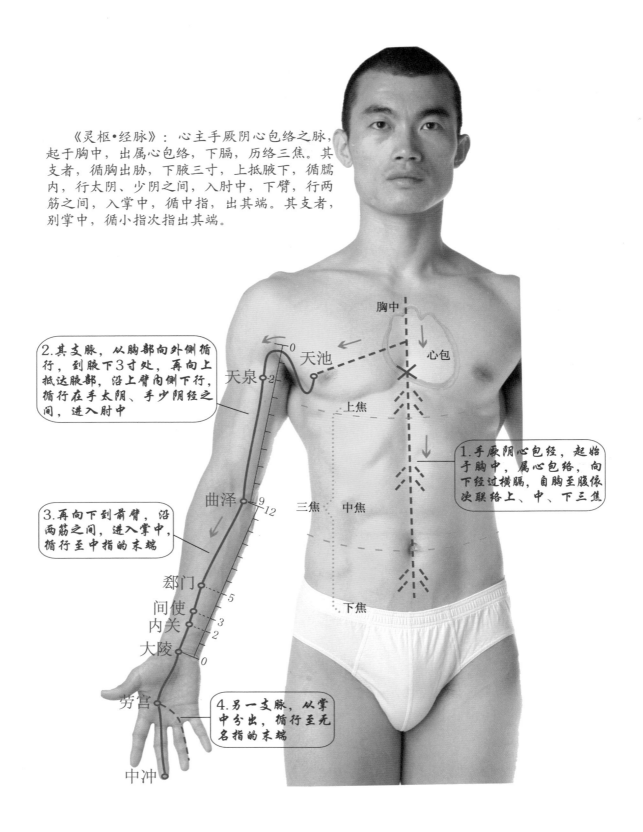

2.其支脉，从胸部向外侧循行，到腋下3寸处，再向上抵达腋部，沿上臂内侧下行，循行在手太阴、手少阴经之间，进入肘中

3.再向下到前臂，沿两筋之间，进入掌中，循行至中指的末端

1.手厥阴心包经，起始于胸中，属心包络，向下经过横膈，自胸至腹依次联络上、中、下三焦

4.另一支脉，从掌中分出，循行至无名指的末端

胸中
心包
上焦
三焦　中焦
下焦

天池
天泉
曲泽
郄门
间使
内关
大陵
劳宫
中冲

1. 本经腧穴主治概要

（1）心胸、神志病　心痛，心悸，心烦，胸闷，癫狂痫等。

（2）胃腑病证　胃痛，呕吐等。

（3）经脉循行部位的其他病证　上臂内侧痛，肘臂挛麻，腕痛，掌中热等。

2. 腧穴定位与主治

（1）天池（Tiānchí，PC1）

【定位】在胸部，第 4 肋间隙，前正中线旁开 5 寸。

【主治】①咳嗽、痰多、胸闷、气喘、胸痛等肺心病证；②乳痈；③瘰疬。

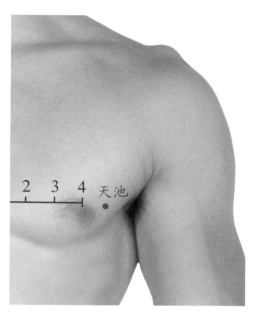

（2）天泉（Tiānquán，PC2）

【定位】在臂前区，腋前纹头下 2 寸，肱二头肌的长、短头之间。

【主治】①心痛、咳嗽、胸胁胀满等肺心病证；②胸背及上臂内侧痛。

（3）曲泽（Qūzé，PC3）　合穴

【定位】在肘前区，肘横纹上，肱二头肌肌腱的尺侧缘凹陷中。

【主治】①心痛、心悸、善惊等心系病证；②胃痛、呕血、呕吐等热性胃疾；③暑热病；④肘臂挛痛。

（4）郄门（Xìmén，PC4）　郄穴

【定位】在前臂区，腕掌侧远端横纹上 5 寸，掌长肌腱与桡侧腕屈肌腱之间。

【主治】①急性心痛、心悸、心烦、胸痛等心疾；②咯血、呕血、衄血等热性出血证；③疔疮；④癫痫。

（5）间使（Jiānshǐ，PC5）　经穴

【定位】在前臂区，腕掌侧远端横纹上 3 寸，掌长肌腱与桡侧腕屈肌腱之间。

【主治】①心痛、心悸等心疾；②胃痛、呕吐等热性胃病；③热病、疟疾；④癫狂痫。

（6）内关（Nèiguān，PC6）　络穴；八脉交会穴（通阴维脉）

【定位】在前臂区，腕掌侧远端横纹上 2 寸，掌长肌腱与桡侧腕屈肌腱之间。

【主治】①心痛、胸闷、心动过速或过缓等心疾；②胃

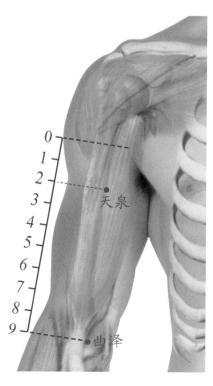

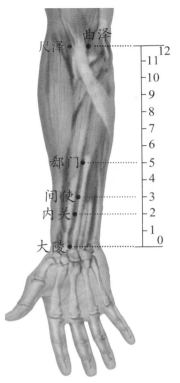

痛、呕吐、呃逆等胃腑病证；③中风；④失眠、郁证、癫狂痫等神志病证；⑤眩晕症，如晕车、晕船、耳源性眩晕；⑥肘臂挛痛。

（7）大陵（Dàlíng，PC7）　输穴；原穴

【定位】在前臂区，腕掌侧远端横纹中，掌长肌腱与桡侧腕屈肌腱之间。

【主治】①心痛、心悸、胸胁满痛；②胃痛、呕吐、口臭等胃腑病证；③喜笑悲恐、癫狂痫等神志疾患；④臂、手挛痛。

（8）劳宫（Láogōng，PC8）　荥穴

【定位】在掌区，横平第3掌指关节近端，第2、3掌骨之间偏于第3掌骨。

【主治】①中风昏迷、中暑等急症；②心痛、烦闷、癫狂痫等神志疾患；③口疮，口臭；④鹅掌风。

（9）中冲（Zhōngchōng，PC9）　井穴

【定位】在手指，中指末端最高点。

【主治】中风昏迷、舌强不语、中暑、昏厥、小儿惊风等急症。

3. 刺灸注意事项

（1）天池　胸部穴位斜刺或沿肋间平刺0.5～0.8寸，不可深刺，以免伤及心、肺。

（2）天泉～劳宫　上肢穴位直刺，不同部位进针深度不同。

（3）中冲　井穴（涌泉除外）浅刺0.1寸；或点刺出血。

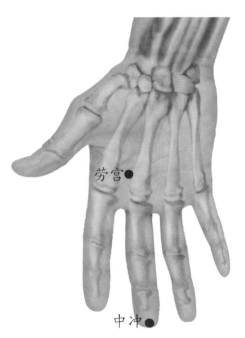

（十）手少阳三焦经及穴位

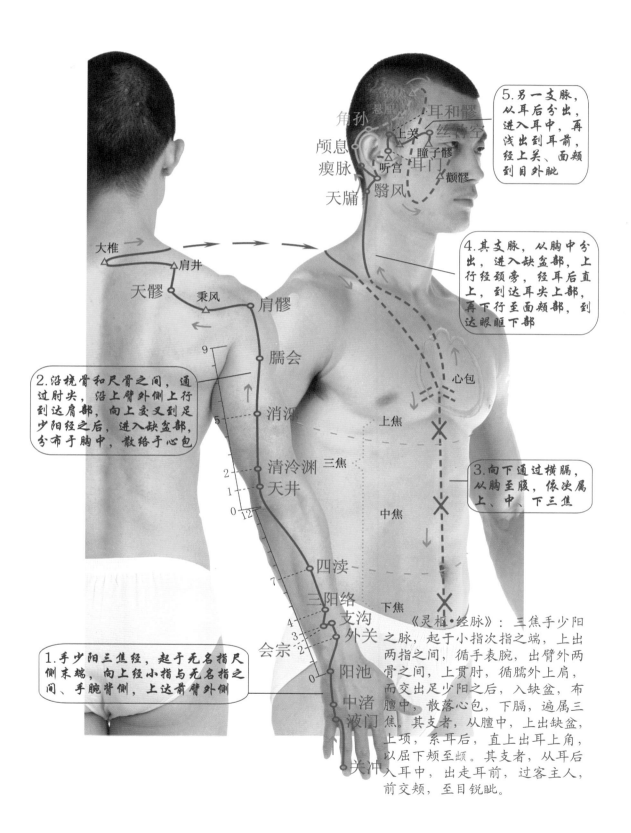

5.另一支脉，从耳后分出，进入耳中，再浅出到耳前，经上关、面颊到目外眦

4.其支脉，从胸中分出，进入缺盆部，上行经颈旁，经耳后直上，到达耳尖上部，再下行至面颊部，到达眼眶下部

2.沿桡骨和尺骨之间，通过肘尖，沿上臂外侧上行到达肩部，向上交叉到足少阳经之后，进入缺盆部，分布于胸中，散络于心包

3.向下通过横膈，从胸至腹，依次属上、中、下三焦

1.手少阳三焦经，起于无名指尺侧末端，向上经小指与无名指之间、手腕背侧，上达前臂外侧

《灵枢·经脉》：三焦手少阳之脉，起于小指次指之端，上出两指之间，循手表腕，出臂外两骨之间，上贯肘，循臑外上肩，而交出足少阳之后，入缺盆，布膻中，散落心包，下膈，遍属三焦。其支者，从膻中，上出缺盆，上项，系耳后，直上出耳上角，以屈下颊至顺。其支者，从耳后入耳中，出走耳前，过客主人，前交颊，至目锐眦。

耳和髎　丝竹空　角孙　上关　瞳子髎　颅息　瘈脉　听宫　耳门　颔髎　天牖　翳风

大椎　肩井　天髎　秉风　肩髎　臑会　消泺　清泠渊　三焦　天井　四渎　三阳络　支沟　外关　会宗　阳池　中渚　液门　关冲

心包　上焦　中焦　下焦

1. 本经腧穴主治概要

头面五官病、热病及经脉循行部位的其他病证。

2. 腧穴定位与主治

（1）关冲（Guānchōng，TE1） 井穴

【定位】在手指，第4指末节尺侧，指甲根脚侧上方0.1寸（指寸）。

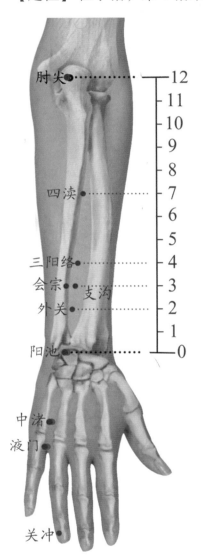

【主治】①头痛、目赤、耳鸣、耳聋、喉痹、舌强等头面五官病证；②热病、中暑。

（2）液门（Yèmén，TE2） 荥穴

【定位】在手背部，第4、5指间，指蹼缘上方赤白肉际凹陷中。

【主治】①头痛、目赤、耳鸣、耳聋、喉痹、舌强等头面五官热性病证；②疟疾；③手臂痛。

（3）中渚（Zhōngzhǔ，TE3） 输穴

【定位】在手背，第4、5掌骨间，第4掌指关节近端凹陷中。

【主治】①头痛、目赤、耳鸣、耳聋、喉痹、舌强等头面五官病证；②热病；③肩背肘臂酸痛，手指不能屈伸。

（4）阳池（Yángchí，TE4） 原穴

【定位】在腕后区，腕背侧远端横纹上，指伸肌腱的尺侧缘凹陷中。

【主治】①目赤肿痛、耳鸣、喉痹等五官病证；②消渴，口干；③腕痛，肩臂痛。

（5）外关（Wàiguān，TE5） 络穴；八脉交会穴（通阳维脉）

【定位】在前臂后区，腕背侧远端横纹上2寸，尺骨与桡骨间隙中点。

【主治】①目赤肿痛、耳鸣、喉痹等五官病证；②消渴，口干；③腕痛，肩臂痛；④热病；⑤瘰疬；⑥胁肋痛；⑦上肢痿痹不遂。

（6）支沟（Zhīgōu，TE6） 经穴

【定位】在前臂后区，腕背侧远端横纹上3寸，尺骨与桡骨间隙中点。

【主治】①便秘；②耳鸣，耳聋；③暴喑；④瘰疬；⑤胁肋疼痛；⑥热病。

（7）会宗（Huìzōng，TE7） 郄穴

【定位】在前臂后区，腕背侧远端横纹上3寸，尺骨的桡侧缘。

【主治】①耳聋；②痫证；③上肢痹痛。

（8）三阳络（Sānyángluò，TE8）

【定位】在前臂后区，腕背侧远端横纹上4寸，尺骨与桡骨间隙中点。

【主治】①耳聋、暴喑、齿痛等五官病证；②手臂痛。

（9）四渎（Sìdú，TE9）

【定位】在前臂后区，肘尖下5寸，尺骨与桡骨间隙中点。

【主治】①耳聋、暴喑、齿痛、咽喉肿痛等五官病证；②手臂痛。

（10）天井（Tiānjǐng，TE10）　合穴

【定位】在肘后区，肘尖上1寸凹陷中。

【主治】①耳聋；②癫痫；③瘰疬，瘿气；④偏头痛、胁肋痛、颈项肩背臂痛等痛证。

（11）清冷渊（Qīnglíngyuān，TE11）

【定位】在臂后区，肘尖与肩峰角连线上，肘尖上2寸。

【主治】头痛、目痛、胁痛、肩臂痛等痛证。

（12）消泺（Xiāoluò，TE12）

【定位】在臂后区，肘尖与肩峰角连线上，肘尖上5寸。

【主治】头痛、齿痛、项背痛等痛证。

（13）臑会（Nàohuì，TE13）

【定位】在臂后区，肩峰角下3寸，三角肌的后下缘。

【主治】①瘰疬，瘿气；②上肢痹痛。

（14）肩髎（Jiānliáo，TE14）

【定位】在三角肌区，肩峰角与肱骨大结节两骨间凹陷中。

【主治】肩臂挛痛不遂。

（15）天髎（Tiānliáo，TE15）

【定位】在肩胛区，肩胛骨上角骨际凹陷中。

【主治】肩臂痛，颈项强急。

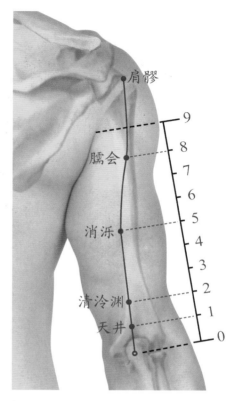

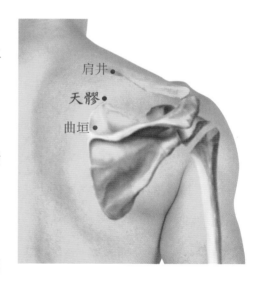

（16）天牖（Tiānyǒu，TE16）

【定位】在颈部，横平下颌角，胸锁乳突肌的后缘凹陷中。

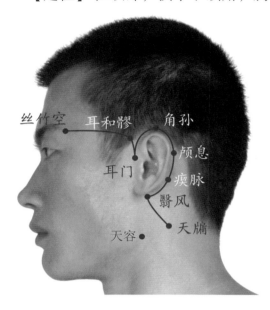

【主治】①头痛、头眩、项强、目不明、暴聋、鼻衄、喉痹等头项、五官病证；②瘰疬；③肩背痛。

（17）翳风（Yìfēng，TE17）

【定位】在颈部，耳垂后方，乳突下端前方凹陷中。

【主治】①耳鸣、耳聋等耳疾；②口眼歪斜、面风、牙关紧闭、颊肿等面、口病证；③瘰疬。

（18）瘈脉（Chìmài，TE18）

【定位】在头部，乳突中央，角孙与翳风沿耳轮弧形连线的上 2/3 与下 1/3 的交点处。

【主治】①头痛；②耳鸣，耳聋；③小儿惊风。

（19）颅息（Lúxī，TE19）

【定位】在头部，角孙与翳风沿耳轮弧形连线的上 1/3 与下 2/3 的交点处。

【主治】①头痛；②耳鸣；耳聋；③小儿惊风。

（20）角孙（Jiǎosūn，TE20）

【定位】在头部，耳尖正对的发际处。

【主治】①头痛，项强；②目赤肿痛，目翳；③齿痛，颊肿。

（21）耳门（Ěrmén，TE21）

【定位】在耳区，耳屏上切迹与下颌骨髁突之间的凹陷中。

【主治】①耳鸣、耳聋、聤耳等耳疾；②齿痛，颈颔痛。

（22）耳和髎（Ěrhéliáo，TE22）

【定位】在头部，鬓发后缘，耳郭根的前方，颞浅动脉的后缘。

【主治】①头痛，耳鸣；②牙关紧闭，口歪。

（23）丝竹空（Sīzhúkōng，TE23）

【定位】在面部，眉梢凹陷中。

【主治】①癫痫；②头痛、目眩、目赤肿痛、眼睑瞤动等头目病证；③齿痛。

3. 刺灸注意事项

（1）关冲　井穴（涌泉除外）浅刺 0.1 寸，或点刺出血。

（2）液门～肩髎　上肢穴位直刺，不同部位进针深度不同。

（3）天髎　肩部穴位直刺或斜刺 0.5~1 寸，不可深刺。

（4）天牖、翳风　直刺 0.5~1 寸。

（5）瘈脉~丝竹空　头部穴位平刺 0.3~0.5 寸；

（6）耳门　张口，直刺 0.5~1 寸。

（十一）足少阳胆经及穴位

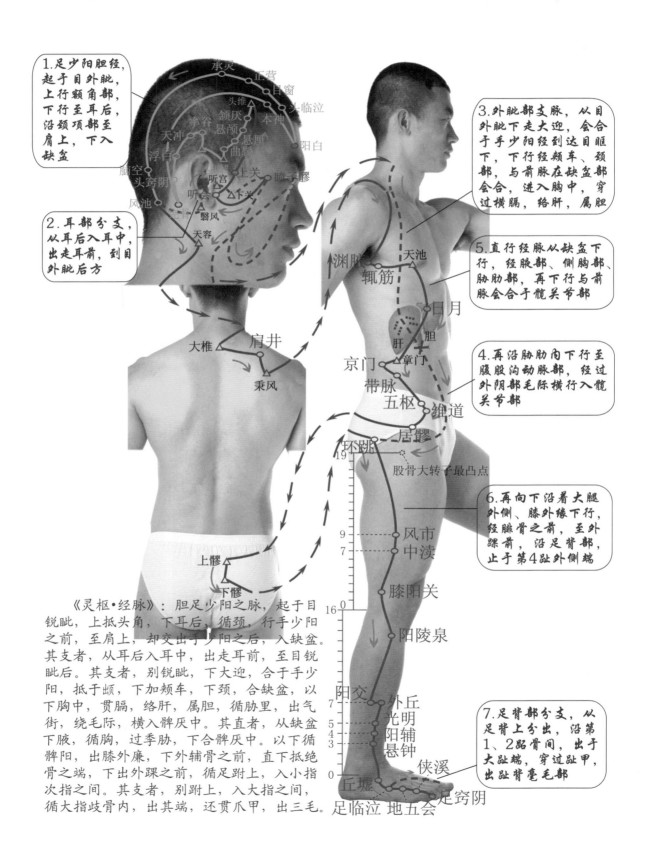

1.足少阳胆经，起于目外眦，上行额角部，下行至耳后，沿颈项部至肩上，下入缺盆

2.耳部分支，从耳后入耳中，出走耳前，到目外眦后方

3.外眦部支脉，从目外眦下走大迎，会合于手少阳经到达目眶下，下行经颊车、颈部，与前脉在缺盆部会合，进入胸中，穿过横膈，络肝，属胆

5.直行经脉从缺盆下行，经腋部、侧胸部、胁肋部，再下行与前脉会合于髋关节部

4.再沿胁肋向下行至腹股沟动脉部，经过外阴部毛际横行入髋关节部

6.再向下沿着大腿外侧、膝外缘下行，经腓骨之前，至外踝前，沿足背部，止于第4趾外侧端

7.足背部分支，从足背上分出，沿第1、2跖骨间，出于大趾端，穿过趾甲，出趾背毫毛部

承灵　正营　目窗　头临泣　头维　颔厌　本神　悬颅　阳白　天冲　悬厘　曲鬓　浮白　脑空　头窍阴　上关　听宫　瞳子髎　风池　听会　下关　翳风　天容

大椎　肩井　秉风

天池　渊腋　辄筋　日月　肝　胆　章门　京门　带脉　五枢　维道　居髎　环跳　股骨大转子最凸点

风市　中渎　膝阳关　阳陵泉　阳交　外丘　光明　阳辅　悬钟　丘墟　侠溪　足窍阴　足临泣　地五会

《灵枢·经脉》：胆足少阳之脉，起于目锐眦，上抵头角，下耳后，循颈，行手少阳之前，至肩上，却交出手少阳之后，入缺盆。其支者，从耳后入耳中，出走耳前，至目锐眦后。其支者，别锐眦，下大迎，合于手少阳，抵于㶅，下加颊车，下颈，合缺盆，以下胸中，贯膈，络肝，属胆，循胁里，出气街，绕毛际，横入髀厌中。其直者，从缺盆下腋，循胸，过季胁，下合髀厌中。以下循髀阳，出膝外廉，下外辅骨之前，直下抵绝骨之端，下出外踝之前，循足跗上，入小指次指之间。其支者，别跗上，入大指之间，循大指歧骨内，出其端，还贯爪甲，出三毛。

1. 本经腧穴主治概要

（1）头面五官病　侧头、目、耳、咽喉病等。

（2）肝胆病　黄疸、口苦、胁痛等。

（3）热病、神志病　发热、癫狂等。

（4）经脉循行部位的其他病证　下肢痹痛、麻木、不遂等。

2. 腧穴定位与主治

（1）瞳子髎（Tóngzǐliáo，GB1）

【定位】在面部，目外眦外侧 0.5 寸凹陷中。

【主治】①头痛；②目赤肿痛、羞明流泪、内障、目翳等目疾。

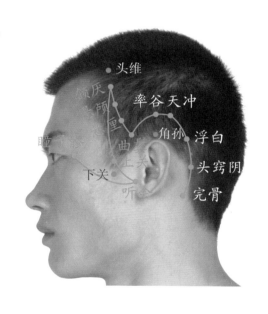

（2）听会（Tīnghuì，GB2）

【定位】在面部，耳屏间切迹与下颌骨髁突之间的凹陷中。

【主治】①耳鸣、耳聋、聤耳等耳疾；②齿痛，口眼歪斜。

（3）上关（Shàngguān，GB3）

【定位】在面部，颧弓上缘中央凹陷中。

【主治】①耳鸣、耳聋、聤耳等耳疾；②齿痛、面痛、口眼歪斜、口噤等面口病证。

（4）颔厌（Hànyàn，GB4）

【定位】在头部，从头维至曲鬓的弧形连线（其弧度与鬓发弧度相应）的上 1/4 与下 3/4 的交点处。

【主治】①偏头痛，眩晕；②惊痫；③耳鸣、目外眦痛、齿痛等五官病证。

（5）悬颅（Xuánlú，GB5）

【定位】在头部，从头维至曲鬓的弧形连线（其弧度与鬓发弧度相应）的中点处。

【主治】①偏头痛；②目赤肿痛；③齿痛。

（6）悬厘（Xuánlí，GB6）

【定位】在头部，从头维至曲鬓的弧形连线（其弧度与鬓发弧度相应）的上 3/4 与下 1/4 的交点处。

【主治】①偏头痛；②目赤肿痛；③耳鸣。

（7）曲鬓（Qūbìn，GB7）

【定位】在头部，耳前鬓角发际后缘与耳尖水平线交点处。

【主治】头痛连齿、颊颔肿、口噤等头面病证。

（8）率谷（Shuàigǔ，GB8）

【定位】在头部，耳尖直上入发际1.5寸。

【主治】①头痛，眩晕；②小儿急、慢惊风。

（9）天冲（Tiānchōng，GB9）

【定位】在头部，耳根后缘直上，入发际2寸。

【主治】①头痛；②癫痫；③牙龈肿痛。

（10）浮白（Fúbái，GB10）

【定位】在头部，耳后乳突的后上方，从天冲至完骨的弧形连线（其弧度与耳郭弧度相应）的上1/3与下2/3的交点处。

【主治】①头痛、耳鸣、耳聋、齿痛等头面病证；②瘿气。

（11）头窍阴（Tóuqiàoyīn，GB11）

【定位】在头部，耳后乳突的后上方，从天冲至完骨的弧形连线（其弧度与耳郭弧度相应）的上2/3与下1/3的交点处。

【主治】①头痛、眩晕、颈项强痛等头项病证；②耳聋，耳鸣。

（12）完骨（Wángú，GB12）

【定位】在头部，耳后乳突的后下方凹陷中。

【主治】①癫痫；②头痛、颈项强痛、喉痹、颊肿、齿痛、口歪等头项五官病证。

（13）本神（Běnshén，GB13）

【定位】在头部，前发际上0.5寸，头正中线旁开3寸。

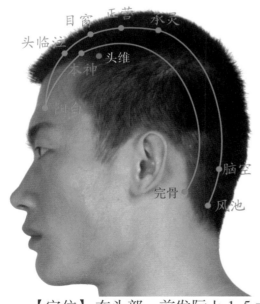

【主治】癫痫、小儿惊风、中风、头痛、目眩等内、外风邪为患。

（14）阳白（Yángbái，GB14）

【定位】在头部，眉上1寸，瞳孔直上。

【主治】①前头痛；②目痛、视物模糊、眼睑𥆧动等目疾。

（15）头临泣（Tóulínqì，GB15）

【定位】在头部，前发际上0.5寸，瞳孔直上。

【主治】①头痛；②目痛、目眩、流泪、目翳等目疾；③鼻塞，鼻渊；④小儿惊痫。

（16）目窗（Mùchuāng，GB16）

【定位】在头部，前发际上1.5寸，瞳孔直上。

【主治】①头痛；②目痛、目眩、远视、近视等目疾；③小儿惊痫。

（17）正营（Zhèngyíng，GB17）

【定位】在头部，前发际上2.5寸，瞳孔直上。

【主治】头痛、头晕、目眩等头目病证。

（18）承灵（Chénglíng，GB18）

【定位】在头部，前发际上4寸，瞳孔直上。

【主治】①头痛，眩晕；②目痛；③鼻渊、鼻衄、鼻窒、多涕等鼻疾。

（19）脑空（Nǎokōng，GB19）

【定位】在头部，横平枕外隆凸的上缘，风池直上。

【主治】①热病；②头痛，颈项强痛；③目眩、目赤肿痛、鼻痛、耳聋等五官病证；④惊悸，癫痫。

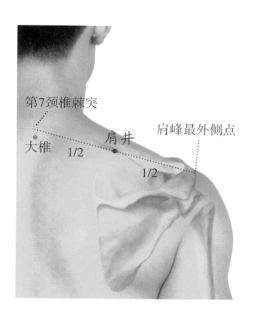

（20）风池（Fēngchí，GB20）

【定位】在颈后区，枕骨之下，胸锁乳突肌上端与斜方肌上端之间的凹陷中。

【主治】①中风、癫痫、头痛、眩晕、耳聋、耳鸣等内风所致的病证；②感冒、鼻塞、鼻衄、目赤肿痛、口眼歪斜等外风所致的病证；③颈项强痛。

（21）肩井（Jiānjǐng，GB21）

【定位】在肩胛区，第7颈椎棘突与肩峰最外侧点连线的中点。

【主治】①颈项强痛，肩背疼痛，上肢不遂；②难产、乳痈、乳汁不下、乳癖等妇产科及乳房疾患；③瘰疬。

（22）渊腋（Yuānyè，GB22）

【定位】在胸外侧区，第4肋间隙中，在腋中线上。

【主治】①胸满，胁痛；②上肢痹痛、腋下肿。

（23）辄筋（Zhéjīn，GB23）

【定位】在胸外侧区，第4肋间隙中，腋中线前1寸。

【主治】①胸满，气喘；②呕吐，吞酸；③胁痛，腋肿，肩背痛。

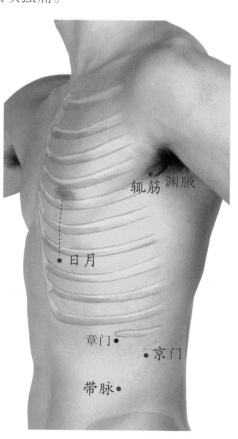

（24） 日月 （Rìyuè，GB24） 胆之募穴

【定位】 在胸部，第7肋间隙中，前正中线旁开4寸。

【主治】 ①黄疸、胁肋疼痛等肝胆病证；②呕吐、吞酸、呃逆等肝胆犯胃病证。

（25） 京门 （Jīngmén，GB25） 肾之募穴

【定位】 在上腹部，第12肋骨游离端的下际。

【主治】 ①小便不利、水肿等水液代谢失调的病证；②腹胀、肠鸣、腹泻等胃肠病证；③腰痛，胁痛。

（26） 带脉 （Dàimài，GB26）

【定位】 在侧腹部，第11肋骨游离端垂线与脐水平线的交点上。

【主治】 ①月经不调、闭经、赤白带下等妇科经带病证；②疝气；③腰痛，胁痛。

（27） 五枢 （Wǔshū，GB27）

【定位】 在下腹部，横平脐下3寸，髂前上棘内侧。

【主治】 ①月经不调、阴挺、赤白带下等妇科病证；②疝气；③少腹痛，腰胯痛。

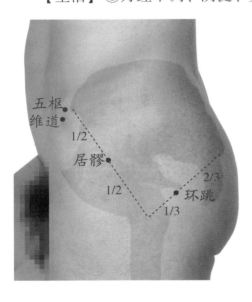

（28） 维道 （Wéidào，GB28）

【定位】 在下腹部，髂前上棘内下0.5寸。

【主治】 ①月经不调、阴挺、赤白带下等妇科病证；②疝气；③少腹痛，腰胯痛。

（29） 居髎 （Jūliáo，GB29）

【定位】 在臀区，髂前上棘与股骨大转子最凸点连线的中点处。

【主治】 ①腰腿痹痛，瘫痪；②疝气，少腹痛。

（30） 环跳 （Huántiào，GB30）

【定位】 在臀区，股骨大转子最凸点与骶管裂孔连线的外1/3与内2/3交点处。

【主治】 ①腰胯疼痛、下肢痿痹、半身不遂等腰腿疾患；②风疹。

（31） 风市 （Fēngshì，GB31）

【定位】 在股部，直立垂手，掌心贴于大腿时，中指尖所指凹陷中，髂胫束后缘。

【主治】 ①下肢痿痹、麻木及半身不遂等下肢疾患；②遍身瘙痒。

（32） 中渎 （Zhōngdú，GB32）

【定位】 在股部，腘横纹上7寸，髂胫束后缘。

【主治】 下肢痿痹、麻木及半身不遂等下肢疾患。

（33）膝阳关（Xīyángguān，GB33）

【定位】在膝部，股骨外上髁后上缘，股二头肌腱与髂胫束之间的凹陷中。

【主治】膝腘肿痛、挛急及小腿麻木等下肢、膝关节疾患。

（34）阳陵泉（Yánglíngquán，GB34）　　合穴；胆之下合穴；八会穴之筋会

【定位】在小腿外侧，腓骨头前下方凹陷中。

【主治】①黄疸、胁痛、呕吐、口苦、吞酸等肝胆犯胃病证；②膝肿痛、下肢痿痹及麻木等下肢、膝关节疾患；③小儿惊风。

（35）阳交（Yángjiāo，GB35）　　阳维脉之郄穴

【定位】在小腿外侧，外踝尖上7寸，腓骨后缘。

【主治】①惊狂、癫痫等神志病证；②瘰疬；③胸胁满痛；④下肢痿痹。

（36）外丘（Wàiqiū，GB36）　　郄穴

【定位】在小腿外侧，外踝尖上7寸，腓骨前缘。

【主治】①癫狂；②胸胁胀满；③下肢痿痹。

（37）光明（Guāngmíng，GB37）　　络穴

【定位】在小腿外侧，外踝尖上5寸，腓骨前缘。

【主治】①目痛、夜盲、近视、目花等目疾；②胸乳胀痛；③下肢痿痹。

（38）阳辅（Yángfǔ，GB38）　　经穴

【定位】在小腿外侧，外踝尖上4寸，腓骨前缘。

【主治】①偏头痛、目外眦痛、咽喉肿痛、腋下肿痛、胸胁满痛等头面躯体痛证；②瘰疬；③下肢痿痹。

（39）悬钟（Xuánzhōng，GB39）　　八会穴之髓会

【定位】在小腿外侧，外踝尖上3寸，腓骨前缘。

【主治】①痴呆、中风等髓海不足疾患；②颈项强痛，胸胁胀满，下肢痿痹。

（40）丘墟（Qiūxū，GB40）　　原穴

【定位】在踝区，外踝的前下方，趾长伸肌腱的外侧凹陷中。

【主治】①目赤肿痛、目翳等目疾；②颈项痛、腋下肿、胸胁痛、外踝肿痛等痛证；

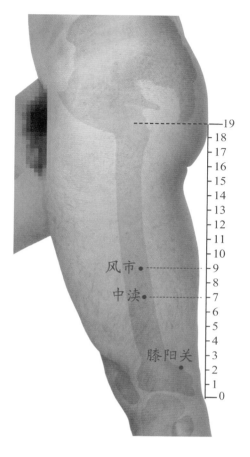

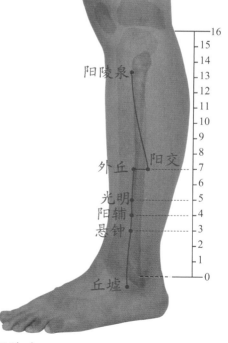

③足内翻，足下垂。

（41）足临泣（Zúlínqì，GB41）　　输穴；八脉交会穴（通带脉）

【定位】在足背，第4、5跖骨底结合部的前方，第5趾长伸肌腱外侧凹陷中。

【主治】①偏头痛、目赤肿痛、胁肋疼痛、足跗疼痛等痛证；②月经不调、乳痈；③瘰疬。

（42）地五会（Dìwǔhuì，GB42）

【定位】在足背，第4、5跖骨间，第4跖趾关节近端凹陷中。

【主治】①头痛、目赤肿痛、胁痛、足跗肿痛等痛证；②耳聋、耳鸣；③乳痈。

（43）侠溪（Xiáxī，GB43）　　荥穴

【定位】在足背，第4、5趾间，趾蹼缘后方赤白肉际处。

【主治】①惊悸；②头痛、眩晕、颊肿、耳聋、耳鸣、目赤肿痛等头目五官病证；③胁肋疼痛、膝股痛、足跗肿痛等痛证；④乳痈；⑤热病。

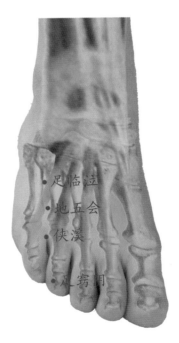

· 足临泣
· 地五会
· 侠溪
· 足窍阴

（44）足窍阴（Zúqiàoyīn，GB44）　　井穴

【定位】在足趾，第4趾末节外侧，趾甲根脚侧后方0.1寸（指寸）。

【主治】①头痛、耳聋、耳鸣、目赤肿痛、咽喉肿痛等头目五官实热病证；②胸胁痛，足跗肿痛。

3. 刺灸注意事项

（1）瞳子髎　平刺0.3~0.5寸；或用三棱针点刺出血。

（2）听会　微张口，直刺0.5~0.8寸。

（3）上关　直刺0.3~0.5寸。

（4）颔厌~脑空　头部穴位平刺0.5~0.8寸。

（5）风池　针尖微下，向鼻尖斜刺0.8~1.2寸，或平刺透风府穴。深部中间为延髓，必须严格掌握针刺的角度与深度。

（6）肩井　直刺0.5~0.8寸。内有肺尖，慎不可深刺；孕妇禁针。

（7）渊液~日月　胸部穴位斜刺或平刺0.5~0.8寸，不可深刺，以免伤及脏器。

（8）京门　直刺0.5~1寸。

（9）带脉~维道　直刺1~1.5寸。

（10）居髎~侠溪　下肢穴位直刺，不同部位进针深度不同。

（11）足窍阴　井穴（涌泉除外）浅刺0.1~0.2寸，或点刺出血。

（十二）足厥阴肝经及穴位

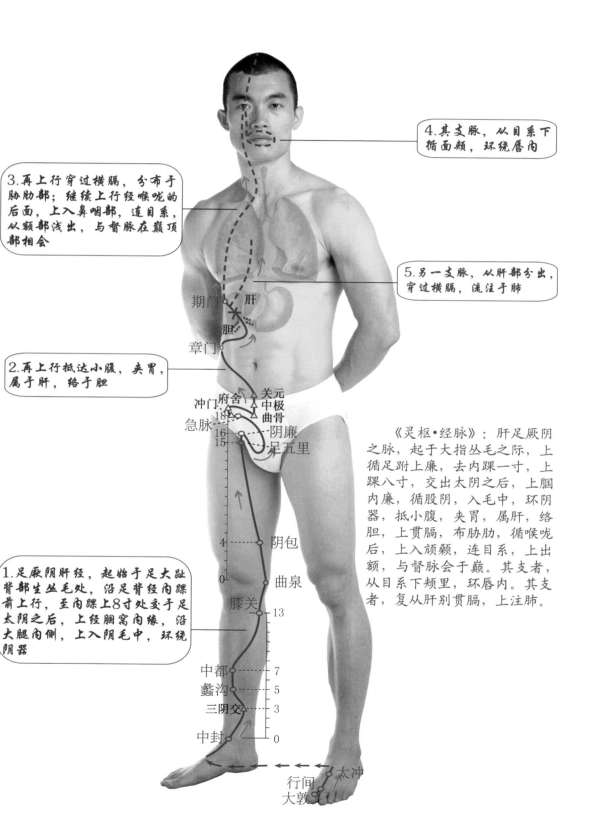

4.其支脉，从目系下循面颊，环绕唇内

3.再上行穿过横膈，分布于胁肋部；继续上行经喉咙的后面，上入鼻咽部，连目系，从额部浅出，与督脉在巅顶部相会

5.另一支脉，从肝部分出，穿过横膈，流注于肺

期门　肝

胆

章门

2.再上行抵达小腹，夹胃，属于肝，络于胆

冲门　府舍　　关元
　　　　　　　中极
18　　　　　　曲骨
急脉　　　　阴廉
16　　　　　足五里
15

阴包
4

曲泉
0

膝关
13

《灵枢·经脉》：肝足厥阴之脉，起于大指丛毛之际，上循足跗上廉，去内踝一寸，上踝八寸，交出太阴之后，上腘内廉，循股阴，入毛中，环阴器，抵小腹，夹胃，属肝，络胆，上贯膈，布胁肋，循喉咙后，上入颃颡，连目系，上出额，与督脉会于巅。其支者，从目系下颊里，环唇内。其支者，复从肝别贯膈，上注肺。

中都　7
蠡沟　5
三阴交　3

中封　0

1.足厥阴肝经，起始于足大趾背部生丛毛处，沿足背经内踝前上行，至内踝上8寸处交于足太阴之后，上经腘窝内缘，沿大腿内侧，上入阴毛中，环绕阴器

行间
大敦
太冲

1. 本经腧穴主治概要

（1）肝胆病　黄疸，胸胁胀痛，呕逆及肝风内动所致的中风、头痛、眩晕、惊风等。

（2）妇科病、前阴病　月经不调、痛经、崩漏、带下、遗尿、小便不利等。

（3）经脉循行部位的其他病证　下肢痹痛、麻木、不遂等。

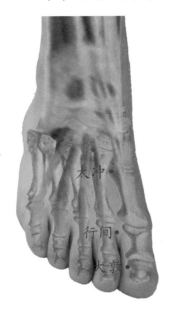

2. 腧穴定位与主治

（1）大敦（Dàdūn，LR1）　井穴

【定位】在足大趾，大趾末节外侧，趾甲根角侧后方0.1寸（指寸）。

【主治】①疝气，少腹痛；②遗尿、癃闭、五淋、尿血等泌尿系病证；③月经不调、崩漏、阴缩、阴中痛、阴挺等月经病及前阴病证；④癫痫，善寐。

（2）行间（Xíngjiān，LR2）　荥穴

【定位】在足背，第1、2趾间，趾蹼缘后方赤白肉际处。

【主治】①中风、癫痫、头痛、目眩、目赤肿痛、青盲、口歪等肝经风热病证；②月经不调、痛经、闭经、崩漏、带下等妇科经带病证；③阴中痛，疝气；④遗尿、癃闭、五淋等泌尿系病证；⑤胸胁满痛。

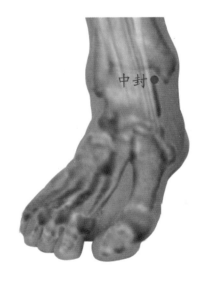

（3）太冲（Tàichōng，LR3）　输穴；原穴

【定位】在足背，第1、2跖骨间，跖骨底结合部前方凹陷中，或触及动脉搏动。

【主治】①中风、癫狂痫、小儿惊风、头痛、眩晕、耳鸣、目赤肿痛、口歪、咽痛等肝经风热病证；②月经不调、痛经、经闭、崩漏、带下等妇科经带病证；③黄疸、胁痛、腹胀、呕逆等肝胃病证；④癃闭，遗尿；⑤下肢痿痹，足跗肿痛。

（4）中封（Zhōngfēng，LR4）　经穴

【定位】在踝区，内踝前，胫骨前肌肌腱的内侧缘凹陷中。

【主治】①疝气；②遗精；③小便不利；④腰痛、少腹痛、内踝肿痛等痛证。

（5）蠡沟（Lígōu，LR5）　络穴

【定位】在小腿内侧，内踝尖上5寸，胫骨内侧面的中央。

【主治】①月经不调、赤白带下、阴挺、阴痒等妇科病证；②小便不利；③疝气，睾丸肿痛。

（6）中都（Zhōngdū，LR6）　郄穴

【定位】在小腿内侧，内踝尖上7寸，胫骨内侧面的中央。

【主治】①疝气，小腹痛；②崩漏，恶露不尽；③泄泻。

（7）膝关（Xīguān，LR7）

【定位】在膝部，胫骨内侧髁的下方，阴陵泉后1寸。

【主治】膝髌肿痛，下肢痿痹。

（8）曲泉（Qūquán，LR8）　合穴

【定位】在膝部，腘横纹内侧端，半腱肌腱内侧缘凹陷中。

【主治】①月经不调、痛经、带下、阴挺、阴痒、产后腹痛等妇科病证；②遗精，阳痿，疝气；③小便不利；④膝髌肿痛，下肢痿痹。

（9）阴包（Yīnbāo，LR9）

【定位】在股前区，髌底上4寸，股薄肌与缝匠肌之间。

【主治】①月经不调；②小便不利，遗尿；③腰骶痛引少腹。

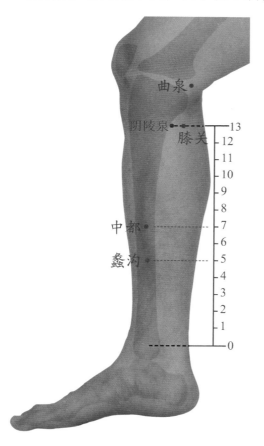

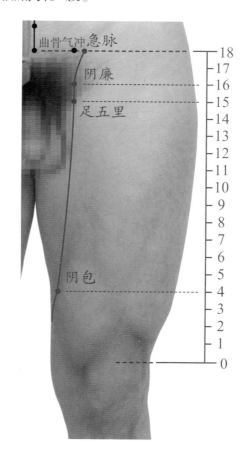

（10）足五里（Zúwǔlǐ，LR10）

【定位】在股前区，气冲直下3寸，动脉搏动处。

【主治】①少腹痛；②小便不通；③阴挺；④睾丸肿痛；⑤瘰疬。

（11）阴廉（Yīnlián，LR11）

【定位】在股前区，气冲直下2寸。

【主治】①月经不调，带下；②少腹痛。

（12）急脉（Jímài，LR12）

【定位】在腹股沟区，横平耻骨联合上缘，前正中线旁开2.5寸。

【主治】①少腹痛，疝气；②阴挺。

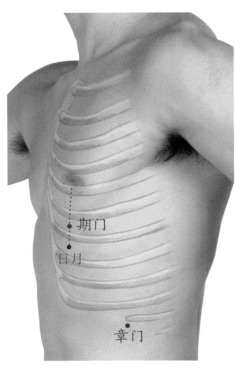

（13）章门（Zhāngmén，LR13）　脾之募穴；八会穴之脏会

【定位】在侧腹部，在第11肋游离端的下际。

【主治】①腹痛、腹胀、肠鸣、腹泻、呕吐等胃肠病证；②胁痛、黄疸、痞块（肝脾肿大）等肝脾病证。

（14）期门（Qīmén，LR14）　肝之募穴

【定位】在胸部，第6肋间隙，前正中线旁开4寸。

【主治】①胸胁胀痛、呕吐、吞酸、呃逆、腹胀、腹泻等肝胃病证；②奔豚气；③乳痈。

3. 刺灸注意事项

（1）大敦　井穴（涌泉除外）浅刺0.1～0.2寸，或点刺出血。

（2）行间～中封　下肢穴位直刺，不同部位进针深度不同。

（3）蠡沟、中都　在胫骨内侧面上，平刺0.5～0.8寸。

（4）膝关～阴廉　下肢穴位直刺，不同部位进针深度不同。

（5）急脉　避开动脉，直刺0.5～1寸。

（6）章门　直刺0.8～1寸。

（7）期门　胸部穴位沿肋间斜刺或沿肋间平刺0.5～0.8寸，不可深刺，以免伤及内脏。

（十三）　督脉及穴位

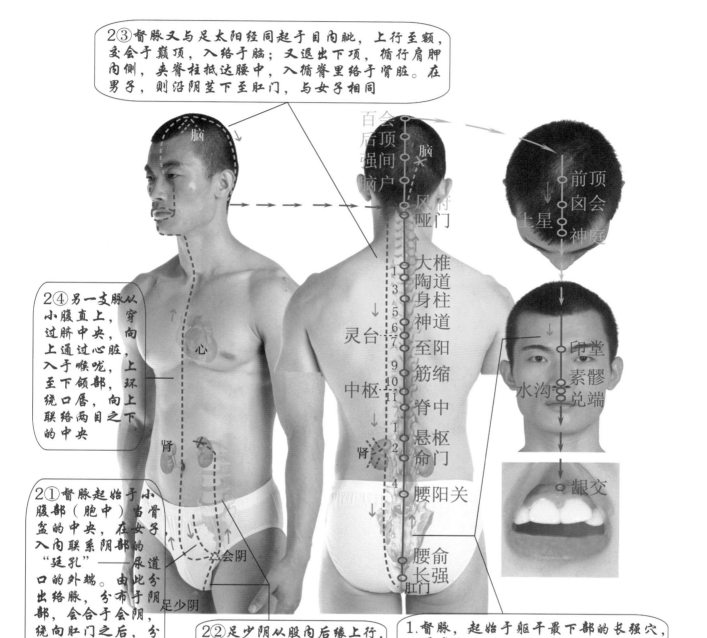

②③督脉又与足太阳经同起于目内眦，上行至额，交会于巅顶，入络于脑；又退出下项，循行肩胛内侧，夹脊柱抵达腰中，入循脊里络于肾脏。在男子，则沿阴茎下至肛门，与女子相同

②④另一支脉从小腹直上，穿过脐中央，向上通过心脏，入于喉咙，上至下颌部，环绕口唇，向上联络两目之的中央

②①督脉起始于小腹部（胞中）当骨盆的中央，在女子入内联系阴部的"廷孔"——尿道口的外端。由此分出络脉，分布于阴部，会合于会阴，绕向肛门之后，分支别行绕臀部到足少阴，与足太阳经的分支相合

②②足少阴从股内后缘上行，贯通脊柱并连属肾脏

1.督脉，起始于躯干最下部的长强穴，沿着脊柱里面，上行至风府穴，进入脑部（上至巅顶，沿额下行至鼻柱）

《难经·二十八难》：督脉者，起于下极之输，并于脊里，上至风府，入属于脑。

《素问·骨空论》：督脉者，起于少腹，以下骨中央，女子入系廷孔，其孔，溺孔之端也。其络循阴器，合篡间，绕篡后，别绕臀，至少阴，与巨阳中络者合少阴上股内后廉，贯脊属肾。与太阳起于目内眦，上额交巅上，入络脑，还出别下项，循肩髆内，夹脊抵腰中，入循膂络肾。其男子循茎下至篡，与女子等。其少腹直上者，贯脐中央，上贯心，入喉，上颐，环唇，上系两目之下中央。

1. 本经腧穴主治概要

脏腑病、神志病、热病、头面五官病，以及经脉循行部位的其他病证。

2. 腧穴定位与主治

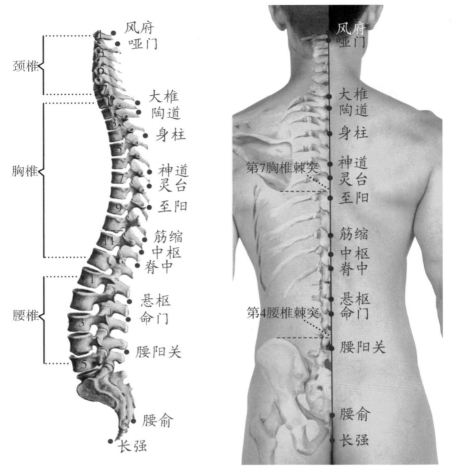

（1）长强（Chángqiáng，GV1）　络穴

【定位】在会阴区，尾骨下方，尾骨端与肛门连线的中点处。

【主治】①腹泻、痢疾、便血、便秘、痔疮、脱肛等肠腑病证；②癫狂痫；③腰脊和尾骶部疼痛。

（2）腰俞（Yāoshù，GV2）

【定位】在骶区，正对骶管裂孔，后正中线上。

【主治】①腹泻、痢疾、便血、便秘、痔疮、脱肛等肠腑病证；②月经不调、经闭等月经病；③腰脊强痛，下肢痿痹；④痫证。

（3）腰阳关（Yāoyángguān，GV3）

【定位】在脊柱区，第4腰椎棘突下凹陷中，后正中线上。

【主治】①腰骶疼痛，下肢痿痹；②月经不调、赤白带下等妇科病证；③遗精、阳痿等男科病证。

（4）命门（Mìngmén，GV4）

【定位】在脊柱区，第2腰椎棘突下凹陷中，后正中线上。

【主治】①腰脊强痛，下肢痿痹；②月经不调、赤白带下、痛经、经闭、不孕等妇科病证；③遗精、阳痿、精冷不育、小便频数等男性肾阳不足性病证；④小腹冷痛，腹泻。

（5）悬枢（Xuánshū，GV5）

【定位】在脊柱区，第1腰椎棘突下凹陷中，后正中线上。

【主治】①腰脊强痛；②腹胀、腹痛、完谷不化、腹泻、痢疾等胃肠疾患。

（6）脊中（Jǐzhōng，GV6）

【定位】在脊柱区，第11胸椎棘突下凹陷中，后正中线上。

【主治】①癫痫；②黄疸；③腹泻、痢疾、痔疮、脱肛、便血等肠腑病证；④腰脊强痛；⑤小儿疳积。

（7）中枢（Zhōngshū，GV7）

【定位】在脊柱区，第10胸椎棘突下凹陷中，后正中线上。

【主治】①黄疸；②呕吐、腹满、胃痛、食欲不振等脾胃病证；③腰背疼痛。

（8）筋缩（Jīnsuō，GV8）

【定位】在脊柱区，第9胸椎棘突下凹陷中，后正中线上。

【主治】①癫狂痫；②抽搐、脊强、四肢不收、筋挛拘急等筋病；③胃痛；④黄疸。

（9）至阳（Zhìyáng，GV9）

【定位】在脊柱区，第7胸椎棘突下凹陷中，后正中线上。

【主治】①黄疸、胸胁胀满等肝胆病证；②咳嗽，气喘；③腰背疼痛，脊强。

（10）灵台（Língtái，GV10）

【定位】在脊柱区，第6胸椎棘突下凹陷中，后正中线上。

【主治】①咳嗽，气喘；②脊痛，项强；③疔疮。

（11）神道（Shéndào，GV11）

【定位】在脊柱区，第5胸椎棘突下凹陷中，后正中线上。

【主治】①心痛、心悸、怔忡等心疾；②失眠、健忘、中风不语、痫证等精神、神志病；④咳嗽，气喘；⑤腰脊强，肩背痛。

（12）身柱（Shēnzhù，GV12）

【定位】在脊柱区，第3胸椎棘突下凹陷中，后正中线上。

【主治】①身热、头痛、咳嗽、气喘等外感病证；②惊厥、癫狂痫等神志病证；③腰脊强痛；④疔疮发背。

（13）陶道（Táodào，GV13）

【定位】在脊柱区，第1胸椎棘突下凹陷中，后正中线上。

【主治】①热病、疟疾、恶寒发热、咳嗽、气喘等外感病证；②骨蒸潮热；③癫狂；④脊强。

（14）大椎（Dàzhuī，GV14）

【定位】在脊柱区，第7颈椎棘突下凹陷中，后正中线上。

【主治】①热病、疟疾、恶寒发热、咳嗽、气喘等外感病证；②骨蒸潮热；③癫狂痫证、小儿惊风等神志病证；④项强，脊痛；⑤风疹，痤疮。

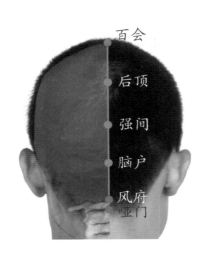

（15）哑门（Yǎmén，GV15）

【定位】在颈后区，第2颈椎棘突上际凹陷中，后正中线上。

【主治】①暴喑，舌缓不语；②癫狂痫、癔症等神志病证；③头痛，颈项强痛。

（16）风府（Fēngfǔ，GV16）

【定位】在颈后区，枕外隆凸直下，两侧斜方肌之间凹陷中。

【主治】①中风、癫狂痫、癔症等内风为患的神志病证；②头痛、眩晕、颈项强痛、咽喉肿痛、失音、目痛、鼻衄等内、外风为患者。

（17）脑户（Nǎohù，GV17）

【定位】在头部，枕外隆凸的上缘凹陷中。

【主治】①头晕，项强；②失音；③癫痫。

（18）强间（Qiángjiān，GV18）

【定位】在头部，后发际正中直上4寸。

【主治】①头痛，目眩，项强；②癫狂。

（19）后顶（Hòudǐng，GV19）

【定位】在头部，后发际正中直上5.5寸。

【主治】①头痛，眩晕；②癫狂痫。

（20）百会（Bǎihuì，GV20）

【定位】在头部，前发际正中直上5寸。

【主治】①痴呆、中风、失语、瘛疭、失眠、健忘、癫狂痫证、癔症等神志病证；②头痛、眩晕、耳鸣等头面病证；③脱肛、阴挺、胃下垂、肾下垂等气失固摄而致的下陷性病证。

（21）前顶（Qiándǐng，GV21）

【定位】在头部，前发际正中直上3.5寸。

【主治】①头痛，眩晕；②鼻渊；③癫狂痫。

（22）囟会（Xìnhuì，GV22）

【定位】在头部，前发际正中直上 2 寸。

【主治】①头痛，眩晕；②鼻渊；③癫狂痫。

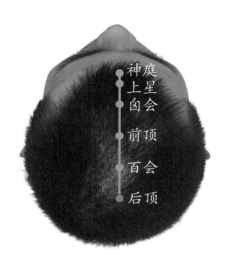

（23）上星（Shàngxīng，GV23）

【定位】在头部，前发际正中直上 1 寸。

【主治】①头痛、目痛、鼻渊、鼻衄等头面部病证；②热病，疟疾；③癫狂。

（24）神庭（Shéntíng，GV24）

【定位】在头部，前发际正中直上 0.5 寸。

【主治】①癫狂痫、失眠、惊悸等神志病证；②头痛、目眩、目赤、目翳、鼻渊、鼻衄等头面五官病证。

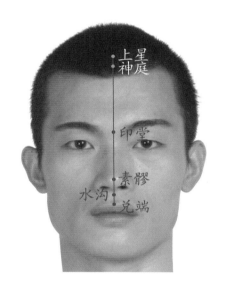

（25）素髎（Sùliáo，GV25）

【定位】在面部，鼻尖的正中央。

【主治】①昏迷、惊厥、新生儿窒息、休克、呼吸衰竭等急危重证；②鼻渊、鼻衄等鼻病。

（26）水沟（Shuǐgōu，GV26）

【定位】在面部，人中沟的上 1/3 与中 1/3 交点处。

【主治】①昏迷、晕厥、中风、中暑、休克、呼吸衰竭等急危重症，为急救要穴之一；②癔症、癫狂痫证、急慢惊风等神志病证；③鼻塞、鼻衄、面肿、口歪、齿痛、牙关紧闭等面鼻口部病证；④闪挫腰痛。

（27）兑端（Duìduān，GV27）

【定位】在面部，上唇结节的中点。

【主治】①昏迷、晕厥、癫狂、癔症等神志病证；②口歪、口噤、口臭、齿痛等口部病证。

（28）龈交（Yínjiāo，GV28）

【定位】在上唇内，上唇系带与上牙龈的交点。

【主治】①口歪、口噤、口臭、齿衄、齿痛、鼻衄、面赤颊肿等五官病证；②癫狂。

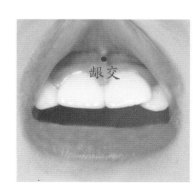

（29）印堂（Yìntáng，GV29）

【定位】在头部，两眉毛内侧端中间的凹陷中。

【主治】①头痛，眩晕，失眠，小儿惊风；②鼻塞，鼻渊，鼻衄，眉棱骨痛，目痛。

3. 刺灸注意事项

（1）长强　紧靠尾骨前面斜刺 0.8~1 寸；不宜直刺，以免伤及直肠。

（2）腰俞　向上斜刺 0.5~1 寸。

（3）腰阳关~大椎　脊椎棘突间的穴位，沿棘突间向上斜刺 0.5~1 寸。

（4）哑门、风府　正坐位，头微前倾，项部放松，向下颌方向缓慢刺入 0.5~1 寸；不可向上深刺，以免刺入枕骨大孔，伤及延髓。

（5）脑户~神庭　头部穴位，平刺 0.5~0.8 寸。

（6）素髎、水沟　向上斜刺 0.3~0.5 寸。

（7）兑端、龈交　向上斜刺 0.2~0.3 寸。

（8）印堂　提捏局部皮肤，平刺 0.3~0.5 寸，或用三棱针点刺出血。

（十四）任脉及穴位

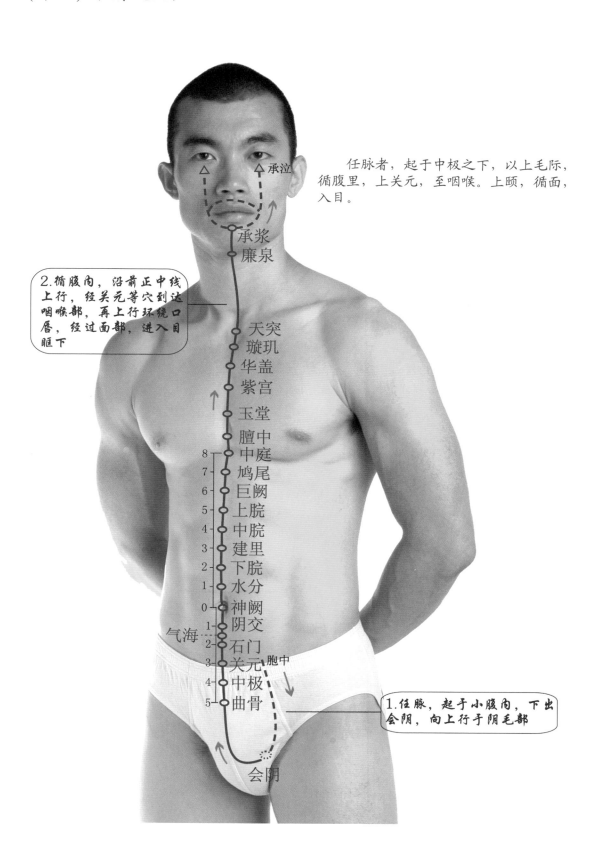

任脉者，起于中极之下，以上毛际，循腹里，上关元，至咽喉。上颐，循面，入目。

承泣

承浆
廉泉

2.循腹内，沿前正中线上行，经关元等穴到达咽喉部，再上行环绕口唇，经过面部，进入目眶下

天突
璇玑
华盖
紫宫
玉堂
膻中
中庭
鸠尾
巨阙
上脘
中脘
建里
下脘
水分
神阙
阴交
气海
石门
关元
中极
曲骨

胞中

8
7
6
5
4
3
2
1
0
1
2
3
4
5

1.任脉，起于小腹内，下出会阴，向上行于阴毛部

会阴

1. 本经腧穴主治概要

（1）脏腑病　腹部、胸部相关内脏病。

（2）妇科病、前阴病　月经不调，痛经，崩漏，带下，遗精，阳痿，小便不利，遗尿等。

（3）颈及面口病　瘿气，梅核气，咽喉肿痛，暴喑，口歪，齿痛等。

（4）神志病　癫痫，失眠等。

（5）虚证　部分腧穴有强壮作用，主治虚劳、虚脱等证。

2. 腧穴定位与主治

（1）会阴（Huìyīn，CV1）

【定位】在会阴区，男性在阴囊根部与肛门连线的中点，女性在大阴唇后联合与肛门连线的中点。

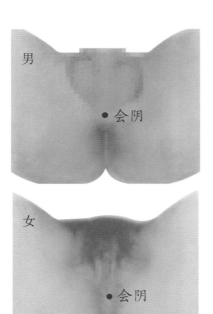

【主治】①溺水窒息、昏迷、癫狂痫等急危症、神志病证；②小便不利、遗尿、阴痛、阴痒、脱肛、阴挺、痔疮等前后二阴疾患；③遗精；④月经不调。

（2）曲骨（Qūgǔ，CV2）

【定位】在下腹部，耻骨联合上缘，前正中线上。

【主治】①小便不利，遗尿；②遗精、阳痿、阴囊湿痒等男科病证；③月经不调、痛经、赤白带下等妇科经带病证。

（3）中极（Zhōngjí，CV3）　膀胱之募穴

【定位】在下腹部，脐中下 4 寸，前正中线上。

【主治】①遗尿、小便不利、癃闭等泌尿系病证；②遗精、阳痿、不育等男科病证；③月经不调、崩漏、阴挺、阴痒、不孕、产后恶露不尽、带下等妇科病证。

（4）关元（Guānyuán，CV4）　小肠之募穴

【定位】在下腹部，脐中下 3 寸，前正中线上。

【主治】①中风脱证、虚劳冷惫、羸瘦无力等元气虚损病证；②少腹疼痛，疝气；③腹泻、痢疾、脱肛、便血等肠腑病证；④五淋、尿血、尿闭、尿频等泌尿系病证；⑤遗精、阳痿、早泄、白浊等男科病；⑥月经不调、痛经、经闭、崩漏、带下、阴挺、恶露不尽、胞衣不下等妇科病证。

（5）石门（Shímén，CV5）　三焦之募穴

【定位】在下腹部，脐中下 2 寸，前正中线上。

【主治】①腹胀、腹泻、痢疾、绕脐疼痛等肠腑病证；②奔豚气，疝气；③水肿，小便不利；④遗精，阳痿；⑤经闭、带下、崩漏、产后恶露不尽等妇科病证。

（6）气海（Qìhǎi, CV6）

【定位】在下腹部，脐中下 1.5 寸，前正中线上。

【主治】①虚脱、形体羸瘦、脏气衰惫、乏力等气虚病证；②水谷不化、绕脐疼痛、腹泻、痢疾、便秘等肠腑病证；③小便不利，遗尿；④遗精，阳痿，疝气；⑤月经不调、痛经、经闭、崩漏、带下、阴挺、产后恶露不止、胞衣不下等妇科病证。

（7）阴交（Yīnjiāo, CV7）

【定位】在下腹部，脐中下 1 寸，前正中线上。

【主治】①腹痛，疝气；②水肿，小便不利；③月经不调、崩漏、带下等妇科经带病证。

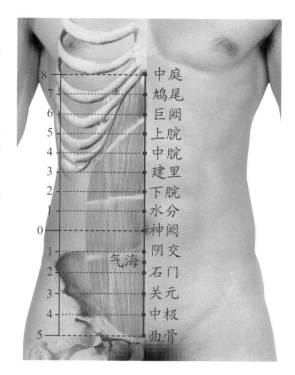

（8）神阙（Shénquè, CV8）

【定位】在脐区，脐中央。

【主治】①虚脱、中风脱证等元阳暴脱；②腹痛、腹胀、腹泻、痢疾、便秘、脱肛等肠腑病证；③水肿，小便不利。

（9）水分（Shuǐfēn, CV9）

【定位】在上腹部，脐中上 1 寸，前正中线上。

【主治】①水肿、小便不利等水液输布失常病证；②腹痛、腹泻、反胃吐食等胃肠病证。

（10）下脘（Xiàwǎn, CV10）

【定位】在上腹部，脐中上 2 寸，前正中线上。

【主治】①腹痛、腹胀、腹泻、呕吐、完谷不化、小儿疳积等脾胃病证；②痞块。

（11）建里（Jiànlǐ, CV11）

【定位】在上腹部，脐中上 3 寸，前正中线上。

【主治】①胃痛、呕吐、食欲不振、腹胀、腹痛等脾胃病证；②水肿。

（12）中脘（Zhōngwǎn, CV12）　　胃之募穴；八会穴之腑会

【定位】在上腹部，脐中上 4 寸，前正中线上。

【主治】①胃痛、腹胀、纳呆、呕吐、吞酸、呃逆、小儿疳积等脾胃病证；②黄疸；③癫狂，脏躁。

（13）上脘（Shàngwǎn, CV13）

【定位】在上腹部，脐中上 5 寸，前正中线上。

【主治】①胃痛、呕吐、呃逆、腹胀等胃腑病证；②癫痫。

(14) 巨阙 (Jùquè, CV14) 心之募穴

【定位】在上腹部，脐中上 6 寸，前正中线上。

【主治】①癫狂痫；②胸痛，心悸；③呕吐，吞酸。

(15) 鸠尾 (Jiūwěi, CV15) 络穴

【定位】在上腹部，剑胸结合下 1 寸，前正中线上。

【主治】①癫狂痫；②胸痛；③腹胀，呃逆。

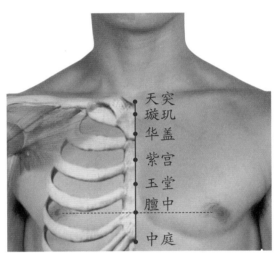

(16) 中庭 (Zhōngtíng, CV16)

【定位】在胸部，剑胸结合中点处，前正中线上。

【主治】①胸腹胀满、噎膈、呕吐等胃气上逆病证；②心痛；③梅核气。

(17) 膻中 (Dànzhōng, CV17) 心包之募穴；八会穴之气会

【定位】在胸部，横平第 4 肋间隙，前正中线上。

【主治】①咳嗽、气喘、胸闷、心痛、噎膈、呃逆等胸中气机不畅的病证；②产后乳少、乳痈、乳癖等胸乳病证。

(18) 玉堂 (Yùtáng, CV18)

【定位】在胸部，横平第 3 肋间隙，前正中线上。

【主治】咳嗽、气喘、胸闷、胸痛、乳房胀痛、呕吐等气机不畅为患者。

(19) 紫宫 (Zǐgōng, CV19)

【定位】在胸部，横平第 2 肋间隙，前正中线上。

【主治】咳嗽，气喘，胸痛。

(20) 华盖 (Huágài, CV20)

【定位】在胸部，横平第 1 肋间隙，前正中线上。

【主治】咳嗽，气喘，胸痛。

(21) 璇玑 (Xuánjī, CV21)

【定位】在胸部，胸骨上窝下 1 寸，前正中线上。

【主治】①咳嗽，气喘，胸痛；②咽喉肿痛；③积食。

(22) 天突 (Tiāntū, CV22)

【定位】在颈前区，胸骨上窝中央，前正中线上。

【主治】①咳嗽、哮喘、胸痛、咽喉肿痛、暴喑等肺系病证；②瘿气、梅核气、噎膈

等气机不畅病证。

（23）廉泉（Liánquán，CV23）

【定位】在颈前区，喉结上方，舌骨上缘凹陷中，前正中线上。

【主治】中风失语、暴喑、吞咽困难、舌缓流涎、舌下肿痛、口舌生疮、喉痹等咽喉口舌病证。

（24）承浆（Chéngjiāng，CV24）

【定位】在面部，颏唇沟的正中凹陷处。

【主治】①口歪、齿龈肿痛、流涎等口部病证；②暴喑；③癫狂。

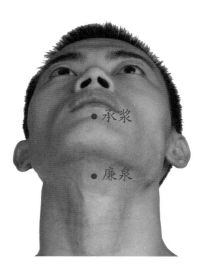

3. 刺灸注意事项

（1）会阴　直刺 0.5~1 寸；孕妇慎用。

（2）曲骨~阴交　小腹部穴位直刺 1~1.5 寸；针刺前排空小便，孕妇慎用。

（3）神阙　一般不针，多用艾条灸或艾炷隔盐灸法。

（4）水分~上脘　腹部穴位直刺 1~1.5 寸，缓慢进针，少提插，可捻转。

（5）巨阙、鸠尾　向下斜刺 0.5~1 寸；不可深刺，以免伤及肝脏。

（6）中庭~璇玑　位于胸骨上的穴位，平刺 0.3~0.5 寸。

（7）天突　先直刺 0.2~0.3 寸，然后将针尖向下，紧靠胸骨柄后方刺入 1~1.5 寸。必须严格掌握针刺的角度和深度，以防刺伤肺和有关动、静脉。

（8）廉泉　向舌根斜刺 0.5~0.8 寸。

（9）承浆　斜刺 0.3~0.5 寸。

三、 常用奇穴

（一） 头面躯干部穴

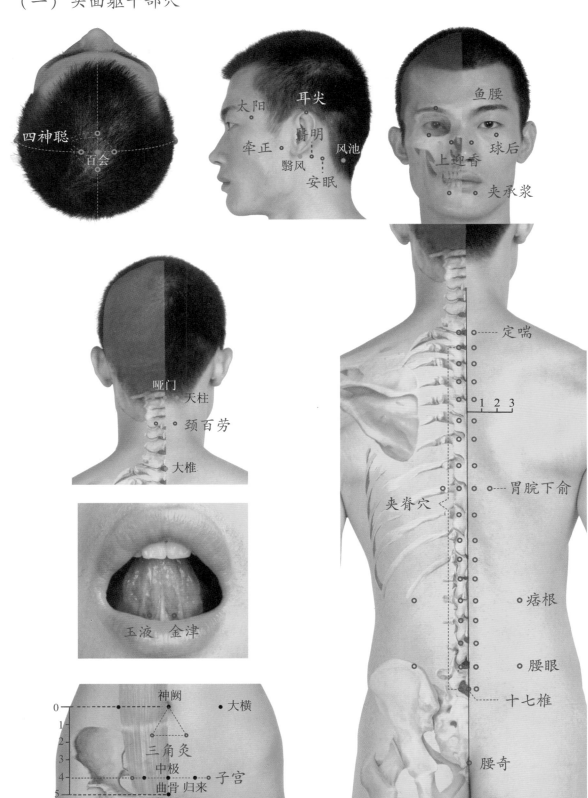

1. 定位与主治

穴位	定位	主治
四神聪 Sìshéncōng（EX-HN 1）	在头顶部，百会前后左右各旁开 1 寸，共 4 穴	①头痛，眩晕；②失眠，健忘，癫痫；③目疾
鱼腰 Yúyāo（EX-HN 4）	在头部，瞳孔直上，眉毛中	目赤肿痛，目翳，眼睑下垂，眼睑瞤动，眉棱骨痛，口眼歪斜
太阳 Tàiyáng（EX-HN 5）	在头部，眉梢与目外眦之间，向后约一横指的凹陷中	①头痛，齿痛；②目疾，齿痛；③面瘫
耳尖 Ěrjiān（EX-HN 6）	在耳区，在外耳轮的最高点	①目疾；②头痛；③咽喉肿痛
球后 Qiúhòu（EX-HN 7）	在面部，眶下缘外 1/4 与内 3/4 交界处	目疾
上迎香 Shàngyíngxiāng（EX-HN 8）	在面部，鼻翼软骨与鼻甲的交界处，近鼻唇沟上端处	①鼻塞，鼻渊；②目赤肿痛，迎风流泪，头痛
牵正 Qiānzhèng	在面部，耳垂前 0.5~1 寸的压痛处	口歪，口疮
安眠 Ānmián	在项部，在翳风穴与风池穴连线之中点处	①失眠，头痛，眩晕；②心悸；③癫狂
夹承浆 Jiáchéngjiāng	在面部，承浆穴左右各旁开 1 寸	口歪，齿龈肿痛
金津 Jīnjīn、玉液 yùyè（EX-HN 12、EX-HN13）	在口腔内，舌下系带静脉上。左侧为金津，右侧为玉液	①舌强不语，舌肿，口疮；②呕吐，消渴
翳明 Yìmíng（EX-HN 14）	在颈部，翳风穴后 1 寸	①目疾，耳鸣；②失眠，头痛，眩晕
颈百劳 Jǐngbǎiláo（EX-HN 15）	在颈部，第 7 颈椎棘突直上 2 寸，后正中线旁开 1 寸	①颈项强痛；②咳嗽，气喘，骨蒸潮热，盗汗；③瘰疬
子宫 Zǐgōng（EX-CA 1）	在下腹部，脐中下 4 寸，前正中线旁开 3 寸	阴挺、不孕、痛经、崩漏、月经不调等妇科病
三角灸 Sānjiǎojiū	在下腹部，以患者两口角之间的长度为一边，作等边三角形，将顶角置于患者脐心，底边呈水平线，两底角处取穴	疝气，腹痛
定喘 Dìngchuǎn（EX-B 1）	在脊柱区，横平第 7 颈椎棘突下，后正中线旁开 0.5 寸	①哮喘，咳嗽；②落枕，肩背痛，上肢疼痛不举
夹脊 Jiájǐ（EX-B 2）	在脊柱区，第 1 胸椎至第 5 腰椎棘突下，后正中线旁开 0.5 寸，一侧 17 穴	①上胸部穴：心肺、上肢疾病；②下胸部穴：胃肠、脾、肝胆病；③腰部穴：下肢疼痛，腰、骶、小腹部疾病。
胃脘下俞 Wèiwǎnxiàshù（EX-B 3）	在脊柱区，横平第 8 胸椎棘突下，后正中线旁开 1.5 寸	①胃痛，腹痛，胸胁痛；②消渴
痞根 Pǐgēn（EX-B 4）	在腰部，横平第 1 腰椎棘突下，后正中线旁开 3.5 寸	①腰痛；②痞块，癥瘕；③疝气

（续）

穴位	定位	主治
腰眼 Yāoyǎn（EX-B 7）	在腰区，横平第 4 腰椎棘突下，后正中线旁开约 3.5 寸凹陷中	①腰痛；②月经不调，带下；③虚劳
十七椎 Shíqīzhuī（EX-B 8）	在腰区，第 5 腰椎棘突下凹陷中	①腰骶痛，下肢瘫痪；②痛经，崩漏，月经不调；③遗尿
腰奇 Yāoqí（EX-B 9）	在骶区，尾骨端直上 2 寸，骶角之间凹陷中	①便秘；②癫痫；③失眠，头痛

2. 刺灸要点

（1）四神聪　平刺 0.5~0.8 寸。

（2）鱼腰　平刺 0.3~0.5 寸。

（3）太阳　直刺或斜刺 0.3~0.5 寸，或点刺出血。

（4）耳尖　直刺 0.1~0.2 寸，或点刺出血。

（5）球后　轻压眼球向上，向眶下缘缓慢直刺 0.5~1.5 寸，不提插。

（6）上迎香　向内上方平刺 0.3~0.5 寸。

（7）金津、玉液　点刺出血。

（8）夹承浆　斜刺或平刺 0.3~0.5 寸。

（9）牵正　向前斜刺 0.5~0.8 寸。

（10）三角灸　艾炷灸 5~7 壮。

（11）胃脘下俞　向上或向内斜刺 0.5~0.8 寸。

（12）腰奇　向上平刺 1~1.5 寸。

（13）其他穴位　均为直刺。

（二）四肢部穴

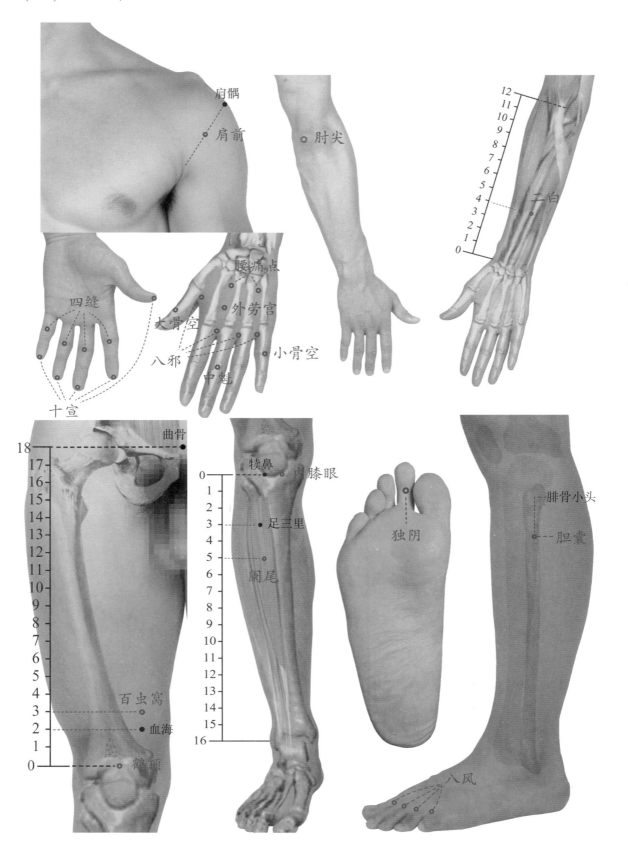

肩髃
肩前
肘尖
二白

四缝
腰痛点
外劳宫
大骨空
小骨空
八邪
中魁
十宣

曲骨
犊鼻
内膝眼
足三里
阑尾
百虫窝
血海
鹤顶
独阴
腓骨小头
胆囊
八风

1. 定位与主治

穴位	定位	主治
肩前 Jiānqián	在肩前区，腋前皱襞顶端与肩髃连线的中点	肩臂痛，臂不能举
肘尖 Zhǒujiān（EX-UE 1）	在肘后区，尺骨鹰嘴的尖端	痈疽，疔疮，瘰疬
二白 Èrbái（EX-UE 2）	在前臂前区，腕掌侧远端横纹上4寸，桡侧腕屈肌腱两侧，一肢2穴	①痔疮，脱肛；②前臂痛，胸胁痛
中魁 Zhōngkuí（EX-UE 4）	在手指，中指背面，近侧指间关节的中点	①噎膈，反胃，呕吐；②牙痛，鼻出血
大骨空 Dàgǔkōng（EX-UE 5）	在手指，拇指背面，指间关节的中点	①目痛，目翳；②吐泻；③衄血
小骨空 Xiǎogǔkōng（EX-UE 6）	在手指，小指背面，近侧指间关节的中点	①目赤肿痛，目翳；②指关节痛
腰痛点 Yāotòngdiǎn（EX-UE 7）	在手背，当第2、3掌骨及第4、5掌骨之间，在腕背侧远端横纹与掌指关节中点处，一手2穴	急性腰扭伤
外劳宫 Wàiláogōng（EX-UE 8）	在手背，第2、3掌骨间，掌指关节后约0.5寸（指寸）凹陷中	①落枕；②手指麻木、屈伸不利；③脐风
八邪 Bāxié（EX-UE 9）	在手背，第1~5指间，指蹼缘后方赤白肉际处，左右共8穴	①手背肿痛，手指麻木；②烦热，目痛；③毒蛇咬伤
四缝 Sìfèng（EX-UE 10）	在手指，在第2~5指掌面的近侧指间关节横纹的中央，一手4穴	①小儿疳积；②百日咳
十宣 Shíxuān（EX-UE 11）	在手指，十指尖端，距指甲游离缘0.1寸，左右共10穴	①昏迷，高热，晕厥，中暑，癫痫；②咽喉肿痛；③手指麻木
鹤顶 Hèdǐng（EX-LE 2）	在膝前区，髌底中点的上方凹陷中	膝痛，腿足无力，瘫痪
百虫窝 Bǎichóngwō（EX-LE 3）	在股前区，髌底内侧端上3寸	①风湿痒疹，疮疡；②虫积
内膝眼 Nèixīyǎn（EX-LE 4）	在膝部，髌韧带内侧凹陷处的中央	膝肿痛
胆囊 Dǎnnáng（EX-LE 6）	在小腿外侧，腓骨小头直下2寸	①急、慢性胆囊炎，胆石症，胆绞痛，胆道蛔虫症；②下肢痿痹
阑尾 Lánwěi（EX-LE 7）	在小腿外侧，髌韧带外侧凹陷下5寸，胫骨前嵴外一横指（中指）	①急、慢性阑尾炎；②消化不良；③下肢痿痹
八风 Bāfēng（EX-LE 10）	在足背，第1~5趾间，趾蹼缘后方赤白肉际处，左右共8穴	①趾痛，足跗肿痛；②毒蛇咬伤；③脚气
独阴 Dúyīn（EX-LE 11）	在足底，第2趾的跖侧远端趾间关节的中点	①胸胁痛，卒心痛，呕吐；②胞衣不下，月经不调，疝气

2. 刺灸要点

（1）腰痛点　由两侧向掌中斜刺0.5~0.8寸。

（2）外劳宫　直刺0.5~0.8寸。

（3）八邪、八风　斜刺0.5~0.8寸，或点刺出血。

（4）四缝　点刺出血或挤出少许黄色透明黏液。

（5）十宣　浅刺0.1~0.2寸，或点刺出血。

（6）鹤顶、百虫窝、胆囊、阑尾　下肢穴位直刺，不同部位进针深度不同。

（7）内膝眼　向膝中斜刺0.5~1寸，或透刺对侧膝眼。

（8）独阴　直刺0.1~0.2寸，孕妇禁用。

四、 耳穴

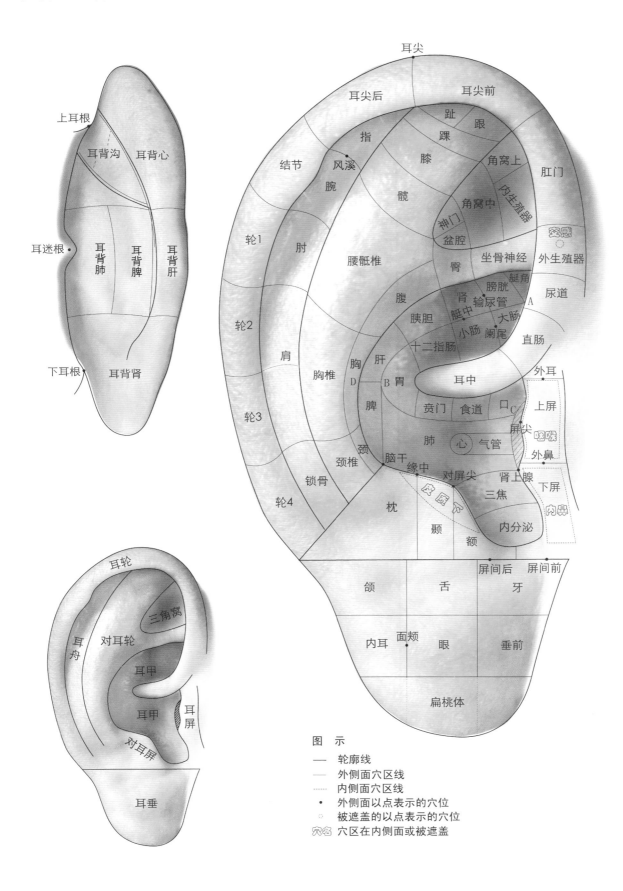

图　示

—— 轮廓线

—— 外侧面穴区线

⋯⋯ 内侧面穴区线

· 外侧面以点表示的穴位

○ 被遮盖的以点表示的穴位

穴名 穴区在内侧面或被遮盖

1. 耳轮穴位及主治

穴位	主治	穴位	主治
耳中	呃逆、荨麻疹、皮肤瘙痒症、小儿遗尿、咯血、出血性疾病	耳尖前	发热、感冒、头痛、痔疮、肛裂、急性结膜炎、麦粒肿
直肠	便秘、腹泻、脱肛、痔疮	耳尖	发热、高血压、急性结膜炎、麦粒肿、牙痛、失眠
尿道	尿频、尿急、尿痛、尿潴留	耳尖后	发热、扁桃体炎、高血压、急性结膜炎
外生殖器	睾丸炎、附睾炎、外阴瘙痒症	结节	头晕、头痛、高血压
肛门	痔疮、肛裂	轮1~4	发热、扁桃体炎、上呼吸道感染

2. 耳舟穴位及主治

穴位	主治	穴位	主治
指	甲沟炎、手指麻木和疼痛	肘	肱骨外上髁炎、肘部疼痛
腕	腕部疼痛	肩	肩关节周围炎、肩部疼痛
风溪	荨麻疹、皮肤瘙痒症、过敏性鼻炎、哮喘	锁骨	肩关节周围炎

3. 对耳轮穴位及主治

穴位	主治	穴位	主治
跟	足跟痛	臀	坐骨神经痛、臀筋膜炎
趾	甲沟炎、趾部疼痛	腹	腹痛、腹胀、腹泻、急性腰扭伤、痛经、产后宫缩痛
踝	踝关节扭伤	腰骶椎	腰骶部疼痛
膝	膝关节疼痛、坐骨神经痛	胸	胸胁疼痛、肋间神经痛、胸闷、乳腺炎
髋	髋关节疼痛、坐骨神经痛、腰骶部疼痛	胸椎	胸痛、经前乳房胀痛、乳腺炎、产后泌乳不足
坐骨神经	坐骨神经痛、下肢瘫痪	颈	落枕、颈椎疼痛
交感	胃肠痉挛、心绞痛、胆绞痛、输尿管结石、自主神经功能紊乱	颈椎	落枕、颈椎综合征

4. 三角窝穴位及主治

穴位	主治	穴位	主治
角窝上	高血压	神门	失眠、多梦、戒断综合征、癫痫、高血压、神经衰弱
内生殖器	痛经、月经不调、白带过多、功能性子宫出血、阳痿、遗精、早泄	盆腔	盆腔炎、附件炎
角窝中	哮喘		

5. 耳屏穴位及主治

穴位	主治	穴位	主治
上屏	咽炎、鼻炎	肾上腺	低血压、风湿性关节炎、腮腺炎、链霉素中毒、眩晕、哮喘、休克
下屏	鼻炎、鼻塞	咽喉	声音嘶哑、咽炎、扁桃体炎、失语、哮喘
外耳	外耳道炎、中耳炎、耳鸣	内鼻	鼻炎、上颌窦炎、鼻衄
屏尖	发热、牙痛、斜视	屏间前	咽炎、口腔炎
外鼻	鼻前庭炎、鼻炎		

6. 对耳屏穴位及主治

穴位	主治	穴位	主治
额	偏头痛、头晕	皮质下	痛证、间日疟、神经衰弱、假性近视、失眠
屏间后	额窦炎	对屏尖	哮喘、腮腺炎、睾丸炎、附睾炎、神经性皮炎
颞	偏头痛、头晕	缘中	遗尿、内耳性眩晕、尿崩症、功能性子宫出血
枕	头晕、头痛、癫痫、哮喘、神经衰弱	脑干	眩晕、后头痛、假性近视

7. 耳甲穴位及主治

穴位	主治	穴位	主治
口	面瘫、口腔炎、胆囊炎、胆石症、戒断综合征、牙周炎、舌炎	胰胆	胆囊炎、胆石症、胆道蛔虫症、偏头痛、带状疱疹、中耳炎、耳鸣、急性胰腺炎
食道	食管炎、食管痉挛	肝	胁痛、眩晕、经前期紧张症、月经不调、更年期综合征、高血压、近视、单纯性青光眼
贲门	贲门痉挛、神经性呕吐		
胃	胃痉挛、胃炎、胃溃疡、消化不良、恶心呕吐、前额痛、牙痛、失眠	艇中	腹痛、腹胀、胆道蛔虫症
十二指肠	十二指肠溃疡、胆囊炎、胆石症、幽门痉挛、腹胀、腹泻、腹痛	脾	腹胀、腹泻、便秘、食欲不振、功能性子宫出血、白带过多、内耳性眩晕
小肠	消化不良、腹痛、腹胀、心动过速	心	心动过速、心律不齐、心绞痛、无脉症、神经衰弱、癔症、口舌生疮
大肠	腹泻、便秘、咳嗽、牙痛、痤疮	气管	哮喘、支气管炎
阑尾	单纯性阑尾炎、腹泻	肺	咳嗽、胸闷、声音嘶哑、皮肤瘙痒症、荨麻疹、便秘、戒断综合征
艇角	前列腺炎、尿道炎		
膀胱	膀胱炎、遗尿、尿潴留、腰痛、坐骨神经痛、后头痛	三焦	便秘、腹胀、上肢外侧疼痛、水肿、耳鸣、耳聋、糖尿病
肾	腰痛、耳鸣、神经衰弱、肾盂肾炎、遗尿、遗精、阳痿、早泄、哮喘、月经不调	内分泌	痛经、月经不调、更年期综合征、痤疮、间日疟、甲状腺功能减退或亢进症
输尿管	输尿管结石绞痛		

8. 耳垂穴位及主治

穴位	主治	穴位	主治
牙	牙痛、牙周炎、低血压	眼	急性结膜炎、电光性眼炎、麦粒肿、近视
舌	舌炎、口腔炎	内耳	内耳性眩晕症、耳鸣、听力减退、中耳炎
颌	牙痛、颞颌关节功能紊乱症	面颊	面瘫、三叉神经痛、痤疮、扁平疣、面肌痉挛、腮腺炎
垂前	神经衰弱、牙痛	扁桃体	扁桃体炎、咽炎

9. 耳背穴位及主治

穴位	主治	穴位	主治
耳背心	心悸、失眠、多梦	耳背肝	胆囊炎、胆石症、胁痛
耳背肺	哮喘、皮肤瘙痒症	耳背肾	头痛、头晕、神经衰弱
耳背脾	胃痛、消化不良、食欲不振	耳背沟	高血压、皮肤瘙痒症

10. 耳根穴位及主治

穴位	主治	穴位	主治
上耳根	鼻衄	下耳根	低血压、下肢瘫痪、小儿麻痹后遗症
耳迷根	胆囊炎、胆石症、胆道蛔虫症、腹痛、腹泻、鼻塞、心动过速		

五、 足部反射区

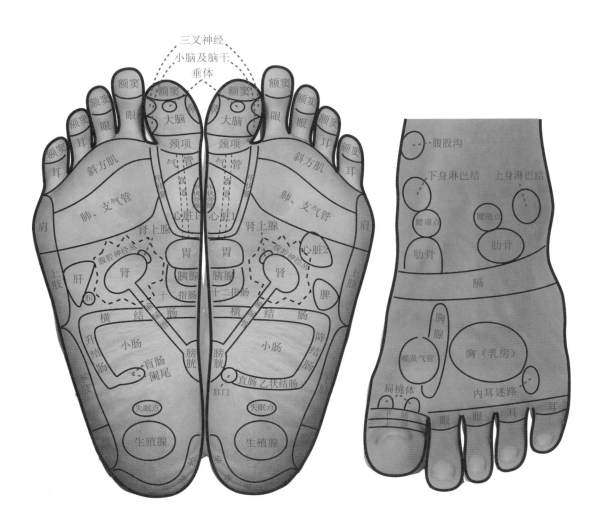

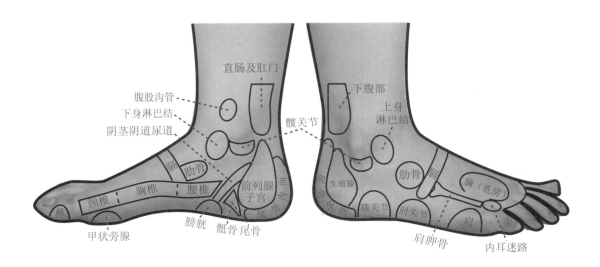

1. 足底部反射区定位与主治

穴位	主治	穴位	主治
大脑	头痛、头晕、头昏、失眠、高血压、脑血管病变、视觉受损、神经衰弱等	腹腔神经丛	胃肠神经官能症、腹泻、便秘等
额窦	脑中风、脑震荡、鼻窦炎、头痛、头晕、失眠、发烧及眼、耳、鼻、口病等	肾	肾盂肾炎、肾结石、尿毒症、肾功能不全、动脉硬化、静脉曲张、风湿热、关节炎、湿疹、浮肿等
小脑及脑干	脑震荡、高血压、头痛、失眠、头晕等	肾上腺	生殖系统疾患、哮喘、关节炎等
垂体	脑垂体、甲状腺、甲状旁腺、肾上腺、性腺、脾、胰等内分泌系统病证	输尿管	输尿管结石、输尿管炎、风湿热、关节炎、高血压、动脉硬化等
三叉神经	偏头痛、面瘫、腮腺炎、耳疾、鼻咽癌、失眠、头重等	膀胱	肾结石、输尿管结石、膀胱炎、尿道炎、高血压病、动脉硬化等
鼻	鼻炎、鼻窦炎、鼻出血、鼻息肉等	盲肠（阑尾）	下腹部胀气、阑尾炎等
颈项	颈部酸痛、颈部扭伤、落枕、高血压病等	升结肠、横结肠、降结肠	便秘、腹泻、腹痛、急慢性肠炎、结肠炎等病证
眼	目疾	乙状结肠、直肠	直肠炎、直肠癌、便秘、乙状结肠炎、结肠炎等
耳	外耳道疖肿、中耳炎、耳鸣、重听等	肛门	痔疮、肛裂、脱肛、便血、便秘等
斜方肌	颈肩背酸痛、手无力、麻木、肩活动障碍等	小肠	胃肠胀气、腹泻、腹部闷痛等
甲状腺	甲状腺功能亢进、甲状腺功能减退、慢性甲状腺炎、亚急性甲状腺炎等	心脏1	心脏疾病及高血压、失眠、盗汗、舌炎、肺部疾患等
食道	食道肿瘤、食道炎症、梅核气、气管的疾患等	心脏2	心脏疾病及高血压、失眠、盗汗、舌炎、肺部疾患等
甲状旁腺	甲状旁腺功能减退、甲状旁腺功能亢进等	脾	发热、炎症、贫血、高血压、肌肉酸痛、食欲不振、消化不良、皮肤病等
气管	咳嗽、气喘、气管炎等气管的疾病	生殖腺	性功能低下、不孕不育、妇科病等
肺、支气管	上呼吸道炎症、肺结核、肺气肿、胸闷等	失眠点	失眠
胃	胃痛、胃酸增多、胃溃疡、消化不良、急慢性胃炎、胃下垂等	坐骨神经	坐骨神经痛、坐骨神经炎、膝和小腿部疼痛、糖尿病等
十二指肠	腹部饱胀、消化不良、十二指肠球部溃疡等	肩	肩周炎、肩颈综合征、手臂麻木、习惯性肩关节脱臼、髋关节疾患
胰腺	糖尿病、胰腺囊肿、胰腺炎等病证	上肢	颈椎病、肩周炎、臀部受伤、偏瘫等疾患
肝	肝炎、肝硬化等病证	下肢	风湿痛、坐骨神经痛、股部疾病、偏瘫等
胆	胆结石、消化不良、胆囊炎等病证	臀	臀部疾患、风湿病、坐骨神经痛、偏瘫等

2. 足背部反射区定位与主治

穴位	主治	穴位	主治
上颌	牙痛、上颌感染、上颌关节炎、牙周病、打鼾等	膈	呃逆、膈肌痉挛引起的腹部胀痛、恶心、呕吐等
下颌	牙痛、下颌感染、下颌关节炎、牙周病、打鼾等	肋骨	肋骨之各种病变及肩痛等
扁桃体	上呼吸道感染、扁桃体疾病，有消炎、增加防御能力和抗癌之功能	腰痛点	腰肌劳损、急性腰扭伤等
胸腺	各种炎症、囊肿、肿瘤、乳腺炎、乳房或胸部肿块、胸痛、免疫力低下等	上身淋巴结	各种炎症、发热、囊肿、肿瘤、免疫力低下等
胸（乳房）	胸部疾患、肺部疾患、乳腺疾患、食道疾患、心脏病、胸闷、重症肌无力等	下身淋巴结	各种炎症、发热、下肢浮肿、踝部肿胀、囊肿、肿瘤、免疫力低下等
内耳迷路	头晕、晕车、晕船、梅尼埃综合征、耳鸣、内耳功能减退、高血压、低血压等	腹股沟	生殖系统疾患、前列腺肥大等，有抗衰老功能

3. 足内侧反射区定位与主治

穴位	主治	穴位	主治
髋关节	髋关节疼痛、股关节疼痛、坐骨神经痛、肩关节疼痛、腰背痛等	胸椎	背痛及背部各种病证、胸椎各种病变
前列腺、子宫	前列腺疾患、子宫疾患、高血压等	腰椎	腰背酸痛、腰肌劳损、腰椎间盘突出、腰椎骨质增生、坐骨神经痛等
阴茎、尿道、阴道	尿道炎、白带增多、生殖系统疾病	骶骨	坐骨神经痛、骶骨损伤、便秘等
直肠、肛门	痔疮、直肠癌、便秘、直肠炎、静脉曲张等	尾骨内面	坐骨神经痛、尾骨受伤后遗症、生殖系统疾患等
颈椎	颈椎病、颈项僵硬或酸痛、落枕等		

4. 足外侧反射区定位与主治

穴位	主治	穴位	主治
尾骨外面	坐骨神经痛、尾骨受伤后遗症、生殖系统疾患等	膝关节	膝关节受伤、膝关节炎、膝关节痛、半月板损伤等
肩胛骨	肩周炎、颈肩综合征、肩胛酸痛、肩关节活动障碍（抬举与转动困难）	下腹部	痛经、经期紧张、月经周期不规则、男女腹部冷痛、性冷淡以及其他生殖疾病
肘关节	肘关节外伤、脱臼、网球肘、肘关节酸痛等		

六、 穴位索引

（续）

（续）

穴名	页码	穴名	页码	穴名	页码	穴名	页码
陷谷	19	阳溪	9	膺窗	16	中都	65
消泺	53	养老	31	迎香	79	中渎	60
小肠俞	37	腰奇	80	涌泉	44	中封	64
小骨空	82	腰俞	68	幽门	46	中府	6
小海	31	腰痛点	82	鱼际	7	中极	74
心俞	36	腰眼	80	鱼腰	79	中魁	82
囟会	71	腰阳关	68	玉堂	76	中髎	38
行间	64	液门	52	玉液	79	中膂俞	37
胸乡	24	意舍	39	玉枕	35	中枢	69
璇玑	76	翳风	54	彧中	47	中庭	76
悬厘	57	翳明	79	渊腋	59	中脘	75
悬颅	57	谚语	39	云门	6	中渚	52
悬枢	69	阴包	65	Z		中注	46
悬钟	61	阴都	46	章门	66	周荣	25
血海	23	阴谷	45	照海	44	肘尖	82
Y		阴交	75	辄筋	59	肘髎	10
哑门	70	阴廉	66	正营	59	筑宾	45
阳白	58	阴陵泉	23	支沟	52	子宫	79
阳池	52	阴市	18	支正	31	紫宫	76
阳辅	61	阴郄	28	至阳	69	足临泣	62
阳纲	39	殷门	38	至阴	41	足窍阴	62
阳谷	30	龈交	71	志室	40	足三里	18
阳交	61	隐白	22	秩边	40	足通谷	41
阳陵泉	61	印堂	71	中冲	50	足五里	65